1 分 钟 漫 画

预防新型冠状病毒：
有趣有用的健康科普知识

本书编委会　编写

漫友文化　绘

SPM
南方出版传媒
新世纪出版社
·广州·

图书在版编目（CIP）数据

预防新型冠状病毒：有趣有用的健康科普知识 / 本书编委会编
写；漫友文化绘 . — 广州：新世纪出版社，2020.2
　（1分钟漫画）
　ISBN 978-7-5583-2409-3

　Ⅰ．①预… Ⅱ．①本… ②漫… Ⅲ．①日冕形病毒 - 病毒病 -
肺炎 - 预防（卫生）- 普及读物 Ⅳ．① R563.101-49

中国版本图书馆 CIP 数据核字（2020）第 020641 号

出 版 人　姚丹林
策划编辑　王　清
责任编辑　傅　琨　冯祖耀
责任技编　王　维
责任校对　毛　娟　罗广余　叶　莹

出 品 人　俞　涌
出版统筹　许勇和　曹凌玲
出版监制　王满龙
策　　划　蒋　超　梁　晨　王　宁　王杰静
设　　计　康　巍　黄丹君　邹刚毅

预防新型冠状病毒：有趣有用的健康科普知识
YUFANG XINXING GUANZHUANG BINGDU：YOUQU YOUYONG DE JIANKANG KEPU ZHISHI
本书编委会 编写　漫友文化 绘

出版发行　新世纪出版社
　　　　　（地址：广州市大沙头四马路 10 号 邮编：510102）
策划出品　广州漫友文化科技发展有限公司
经　　销　全国新华书店
制版印刷　深圳市雅佳图印刷有限公司
　　　　　（地址：深圳市龙岗区坂田大发路 29 号）
规　　格　787mm×1092mm　1/16
印　　张　6
字　　数　75 千字
版　　次　2020 年 2 月第 1 版
印　　次　2020 年 2 月第 1 次印刷
定　　价　18.00 元

前言

岁末年初，新型冠状病毒（2019-nCoV）感染的肺炎疫情突袭，全国上下以及国际社会迅速投身到了抗击疫情这场没有硝烟的战争中。

在这个特殊时期，关于病毒、疫情的各类"知识"爆炸，信息量严重超载。广大人民群众特别是青少年朋友，有的人在疫情面前往往手足无措，在铺天盖地的"健康科普"世界里又无所适从。这个时候，我们亟须权威的声音、专家的解读。

这部由广东省科学技术协会紧急组织专家编写，并经广东省健康科普联盟进行内容审定，广东省钟南山医学基金会参与制作，由国家级重点动漫企业"漫友文化"旗下知名漫画家绘制的国内首部关于抗击新型冠状病毒疫情的知识漫画图书，在短短十天内完成了全部制作并付梓出版。

本书通过活泼有趣的漫画形式，传达科学准确的防疫、抗疫健康科普知识，深入浅出地诠释了病毒常识、卫生预防、认识误区、心理健康和防护路线等方方面面的内容。希望读者在阅读本书的过程中，既能学习知识，也能在一定程度上舒缓情绪，排解内心的恐惧焦虑。

感谢在本书编创过程中的所有参与者。特别感谢新世纪出版社全力以赴的支持帮助和专业指导。

谨以此书，向奋战在抗疫一线的英雄们致敬！

编委会
2020 年 2 月

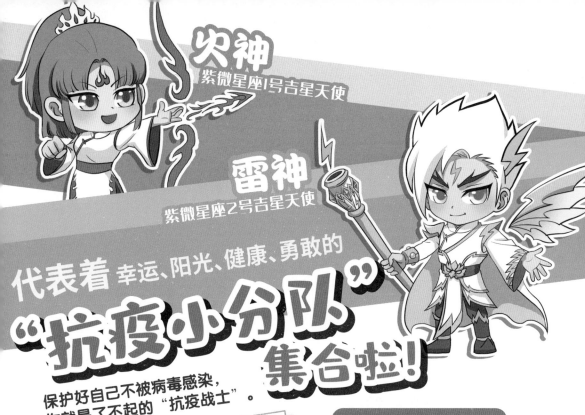

火神
紫微星座1号吉星天使

雷神
紫微星座2号吉星天使

代表着 幸运、阳光、健康、勇敢的

"抗疫小分队" 集合啦!

保护好自己不被病毒感染,
你就是了不起的"抗疫战士"。

知识点清晰、实用、准确。

漫画解读,生动易懂,轻松掌握。

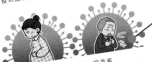

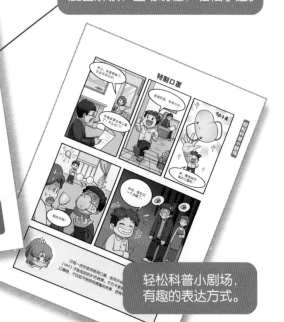

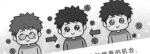

科普超链接,告诉你
更多的健康知识。

轻松科普小剧场,
有趣的表达方式。

目录
CONTENTS

病毒常识篇 ························01

1. 可怕的新型冠状病毒 ·················02

2. 新型冠状病毒的传播途径 ············03

3. 谁都有可能感染新型冠状病毒 ········04

4. 感染新型冠状病毒的症状 ············05

5. 新型冠状病毒感染引起的症状，与 SARS、流感、普通感冒的区别 ···06

6. 出现症状找医生 ···················07

7. 怀疑自己有新型冠状病毒感染的症状怎么办？ ···08

8. 怀疑别人有新型冠状病毒感染的症状怎么办？ ···09

9. 可疑暴露者 ·······················10

10. 什么是密切接触者？ ···············11

11. 对密切接触者医学观察 14 天 ········12

轻松科普小剧场：特制口罩 ·········13

轻松科普小剧场：野味 ·············14

卫生预防篇 ························15

12. 基础防控要做好 ··················16

13. 咳嗽和打喷嚏要注意什么？ ·········17

14. 为什么需要戴口罩？ ···············18

15. 戴什么口罩才有用？ ···············19

16. 怎样正确佩戴口罩？ ···············20

17. 正确洗手 ························21

18. 用肥皂和清水充分洗手 ·············22

19. 有哪些场合必须洗手？ ·············23

20. 接触手机、电梯按键后需要及时洗手 ···24

21. 洗手没有清水怎么办？ ·············25

22. 家居清洁很重要 ··················26

23. 做好防护，安全在家收快递、收外卖 ···27

24. 保持两米距离，预防病毒传染 ········28

25. 乘坐公共交通工具如何防护？ ········29

26. 去公共场所如何做好预防？ ··········30

27. 去医院如何做好防护？ ·············31

28. 在影剧院如何做好预防? ……………………………………… 32

29. 去菜市场如何做好预防? ……………………………………… 33

30. 不聚会，不聚餐 …………………………………………………… 34

31. 从疫情高发区回来后怎么办? ……………………………… 35

32. 预防病毒感染的健康饮食 …………………………………… 36

33. 加强锻炼，预防病毒感染 …………………………………… 37

轻松科普小剧场：多重防护 …………………………………… 38

轻松科普小剧场：送饭 …………………………………………… 39

认识误区篇 ……………………………………… 40

34. 醋能杀灭新型冠状病毒吗? ………………………………… 41

35. 普通抗病毒药物能预防新型冠状病毒感染吗? ………… 42

36. 吃抗生素药物能预防新型冠状病毒感染吗? …………… 43

37. 吃维生素 C 能预防新型冠状病毒感染吗? ……………… 44

38. 多戴几层口罩可以更好地预防新型冠状病毒感染吗? … 45

39. 接种流感疫苗就不容易感染新型冠状病毒吗? ………… 46

40. 淡盐水漱口能预防病毒感染吗? …………………………… 47

41. 板蓝根、感冒灵之类的感冒药能预防新型冠状病毒感染吗? … 48

42. 燃放烟花爆竹可以杀死病毒吗? …………………………… 49

43. 吸烟能预防新型冠状病毒感染吗? ……………………… 50

44. 宠物猫、狗会感染新型冠状病毒吗? …………………… 51

45. 晒太阳能杀灭新型冠状病毒吗? …………………………… 52

46. 洗热水澡、开暖气能杀灭新型冠状病毒吗? ………… 53

47. 预防新型冠状病毒，酒精浓度越高越好吗? ………… 54

48. 毛领更容易吸附新型冠状病毒吗? ……………………… 55

轻松科普小剧场：洗澡 …………………………………………… 56

轻松科普小剧场：放烟花 ……………………………………… 57

心理健康篇 ……………………………………… 58

49. 心理健康可以提高人体免疫力 …………………………… 59

50. 疫区限制出行，在外地的我为什么也会恐慌? ……… 60

51. 总是做自己感冒了不敢出门的噩梦，是不是心理有问题? … 61

52. 疫情期间，老人家变得非常唠叨，是不是心理有问题? … 62

53. 总是感觉胸闷和呼吸不畅，不必过度焦虑 ⋯⋯⋯⋯⋯⋯⋯⋯⋯63

54. 为什么一看到人多就会心慌、气短？ ⋯⋯⋯⋯⋯⋯⋯⋯⋯⋯64

55. 平时有干咳的习惯，疫情期间特别紧张怎么办？ ⋯⋯⋯⋯⋯65

56. 疫情期间，感觉到紧张和恐怖，记忆力下降了怎么办？ ⋯⋯66

57. 如何通过愉悦的声音来放松自己？ ⋯⋯⋯⋯⋯⋯⋯⋯⋯⋯⋯67

58. 如何调动嗅觉来释放压力？ ⋯⋯⋯⋯⋯⋯⋯⋯⋯⋯⋯⋯⋯⋯68

59. 如何缓解失眠？ ⋯⋯⋯⋯⋯⋯⋯⋯⋯⋯⋯⋯⋯⋯⋯⋯⋯⋯⋯69

60. 持续地恐慌和紧张怎么办？ ⋯⋯⋯⋯⋯⋯⋯⋯⋯⋯⋯⋯⋯⋯70

轻松科普小剧场：地铁奇遇 ⋯⋯⋯⋯⋯⋯⋯⋯⋯⋯⋯⋯⋯⋯⋯71

轻松科普小剧场：买错药 ⋯⋯⋯⋯⋯⋯⋯⋯⋯⋯⋯⋯⋯⋯⋯⋯72

防护路线篇 ⋯⋯⋯⋯⋯⋯⋯⋯⋯⋯⋯⋯⋯⋯⋯⋯⋯⋯⋯⋯73

1. "宅"线 ⋯⋯⋯⋯⋯⋯⋯⋯⋯⋯⋯⋯⋯⋯⋯⋯⋯⋯⋯⋯⋯⋯⋯74

2. 居家观察线 ⋯⋯⋯⋯⋯⋯⋯⋯⋯⋯⋯⋯⋯⋯⋯⋯⋯⋯⋯⋯⋯75

3. 户外线 ⋯⋯⋯⋯⋯⋯⋯⋯⋯⋯⋯⋯⋯⋯⋯⋯⋯⋯⋯⋯⋯⋯⋯76

4. 上学线 ⋯⋯⋯⋯⋯⋯⋯⋯⋯⋯⋯⋯⋯⋯⋯⋯⋯⋯⋯⋯⋯⋯⋯77

5. 外出返程线 ⋯⋯⋯⋯⋯⋯⋯⋯⋯⋯⋯⋯⋯⋯⋯⋯⋯⋯⋯⋯⋯78

6. 就医线 ⋯⋯⋯⋯⋯⋯⋯⋯⋯⋯⋯⋯⋯⋯⋯⋯⋯⋯⋯⋯⋯⋯⋯79

7. 洗手线 ⋯⋯⋯⋯⋯⋯⋯⋯⋯⋯⋯⋯⋯⋯⋯⋯⋯⋯⋯⋯⋯⋯⋯80

8. 口罩线 ⋯⋯⋯⋯⋯⋯⋯⋯⋯⋯⋯⋯⋯⋯⋯⋯⋯⋯⋯⋯⋯⋯⋯81

轻松科普小剧场：消毒风波 ⋯⋯⋯⋯⋯⋯⋯⋯⋯⋯⋯⋯⋯⋯⋯82

轻松科普小剧场：红烧鱼 ⋯⋯⋯⋯⋯⋯⋯⋯⋯⋯⋯⋯⋯⋯⋯⋯83

武汉加油漫画海报 ⋯⋯⋯⋯⋯⋯⋯⋯⋯⋯⋯⋯⋯⋯⋯84

病毒 常识篇

BINGDU
CHANGSHI PIAN

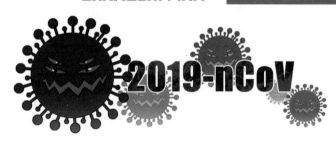

2019-nCoV

1. 可怕的新型冠状病毒

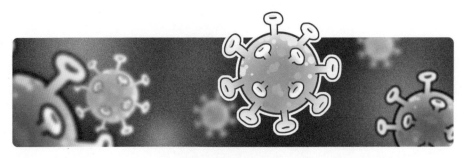

新型冠状病毒是指
以前从未在人体中发现的冠状病毒新毒株。

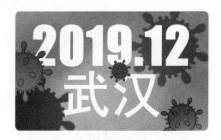

2019 年 12 月导致武汉肺炎疫情爆发的病毒，
被称为新型冠状病毒。

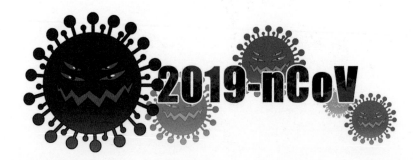

世界卫生组织（WHO）将该病毒命名为 COVID-19。

科普超链接 2019 年 12 月新型冠状病毒感染的肺炎病人在武汉出现后，外界对这种病症的称呼各不相同，但都带上了"武汉"这一地名。2020 年 1 月 12 日，WHO（世界卫生组织）正式将造成武汉肺炎疫情的新型冠状病毒命名为"2019 新型冠状病毒"（COVID-19），未提及"武汉"。2020 年 2 月 7 日，在国家卫健委发布会上，"新型冠状病毒感染的肺炎"被简称为"新冠肺炎"，英文简称"NCP"。

2. 新型冠状病毒的传播途径

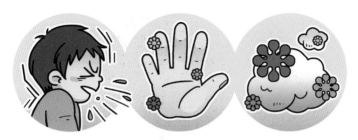

飞沫传播、接触传播，
以及呼吸道气溶胶近距离传播。

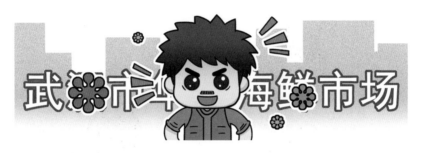

前期各医院收治的病例，
多有在武汉市华南海鲜市场（内有野生动物）的暴露史。

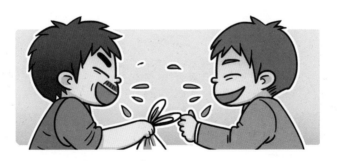

近距离飞沫传播是主要传播方式。

致病细菌或病毒侵入呼吸道并进行繁殖导致的疾病被称为呼吸道疾病。根据其感染部位分为上呼吸道感染和下呼吸道感染。前者包括鼻炎、咽炎和喉炎；后者包括气管炎、支气管炎和肺炎。

科普
超链接

3. 谁都有可能感染新型冠状病毒

新型冠状病毒感染的肺炎
在免疫功能低下和免疫功能正常的人群中均可发生。

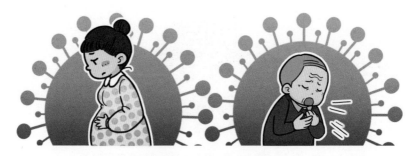

与接触病毒的量有一定关系，
免疫功能较差的人群，病情进展快，严重程度高。

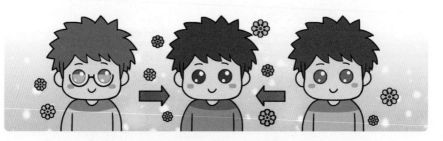

感染的可能性主要取决于接触病毒的机会。

科普超链接 免疫力是通过人体自身的防御机制实现的，是人体识别和消灭外来入侵的任何异物（病毒、细菌等），处理衰老、损伤、死亡、变性的自身细胞以及识别和处理体内突变细胞的能力。免疫力低下的人群感染新型冠状病毒后，更容易发展成重症肺炎。

4. 感染新型冠状病毒的症状

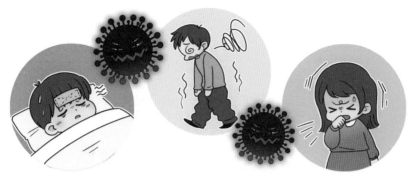

新型冠状病毒感染的肺炎以
发热、乏力、干咳为主要症状。

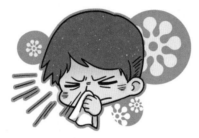

鼻塞、流涕等上呼吸道症状不明显。

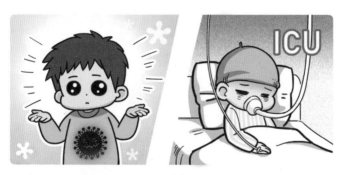

部分患者病症轻微甚至无发热现象，
少数患者病情危重，甚至死亡。

科普
超链接

　　根据医学专家对新型冠状病毒病例的研究，存在"新型冠状病毒无症状感染者"，并且无症状时也可以传播病毒。也就是说，他们自身携带病毒但不发病，却无意间将病毒传给了与他们直接或间接接触过的人。"无症状感染"病例在已确诊病例中所占的比例比较低。

5．新型冠状病毒感染引起的症状，与 SARS、流感、普通感冒的区别

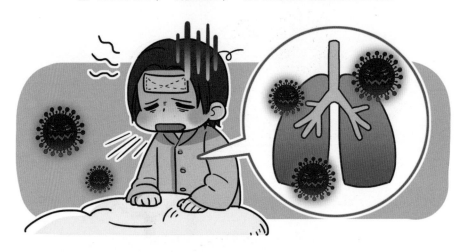

新型冠状病毒感染以发热、乏力、干咳为主要症状表现，并会出现肺炎，重症病例症状与 SARS 类似。

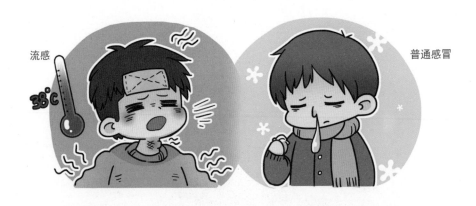

流感的症状为高热、咳嗽、咽痛及肌肉酸痛。普通感冒的症状为鼻塞、流鼻涕等。

科普超链接 ｜ 新型冠状病毒感染的肺炎与普通感冒或流感的早期临床表现存在一定相似性，如果身体出现发热、干咳、乏力、肌肉酸痛等症状，建议及时到正规医疗机构发热门诊就诊。

6. 出现症状找医生

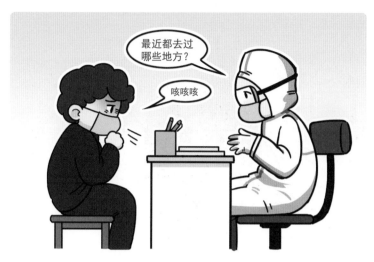

发热、乏力、肌肉酸痛、
咳嗽、咳痰、气促时应及时就医。

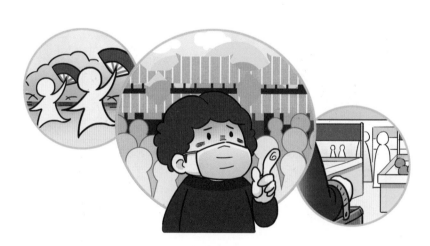

主动告诉医生发病前两周的活动史，
以便医生快速做出诊断。

在新型冠状病毒感染的肺炎流行期间，公众就医时，应当事先通过网络或电话了解医疗机构的情况，做好预约。在前往医院的路上和医院内，须全程佩戴口罩，向就诊医生描述发病症状，主动告知过去两周的活动史，并配合检查。

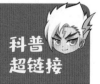

科普
超链接

7. 怀疑自己有
新型冠状病毒感染的症状怎么办？

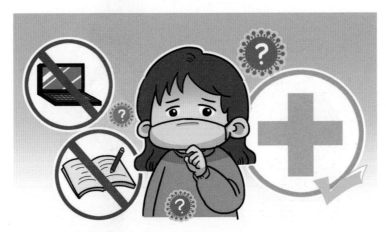

学生不要上学，家长不要上班，主动戴上口罩
到附近的定点救治医院发热门诊就诊。

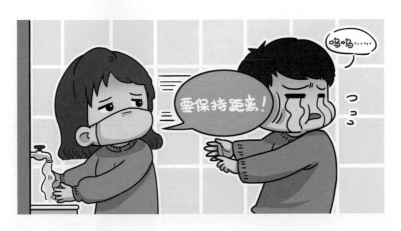

避免近距离接触他人，避免用手直接碰触公共设备，
注意个人卫生，勤洗手。
主动告知医生接触了哪些人，方便对这些人进行医学观察。

科普超链接 病毒核酸检测为新型冠状病毒感染的肺炎确诊提供了非常重要的证据。目前的试剂检测准确率比较高，但现在也有比较高的假阴性。如果怀疑自己感染新型冠状病毒肺炎，那就需要尽早去医院做胸部 CT 检查、核酸检测，来明确是否感染病毒。

8. 怀疑别人有
新型冠状病毒感染的症状怎么办？

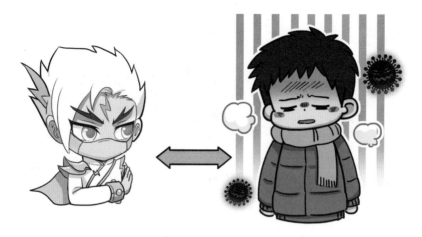

自己佩戴口罩，与对方保持距离，
避免直接或间接接触。

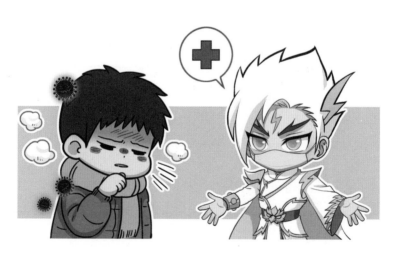

建议对方迅速前往医院诊治，
或向有关部门反映情况。

国家根据传染病的传染性将传染病分为三类，即甲类、乙类和丙类。其中甲类传染病有两种，包括鼠疫和霍乱；乙类传染病共26种，包括SARS、艾滋病、肝炎、禽流感等；丙类传染病有11种，包括流行性感冒、风疹等。新型冠状病毒属于乙类传染病，但国家按照甲类传染病（最高级别）来进行预防和控制。

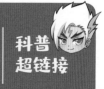

科普
超链接

9. 可疑暴露者

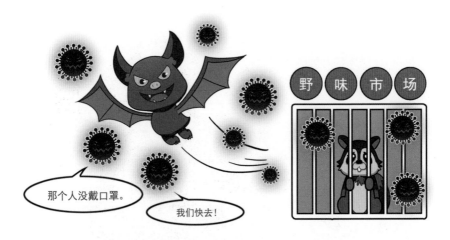

暴露于新型冠状病毒检测结果
呈阳性的野生动物、物品和环境间。

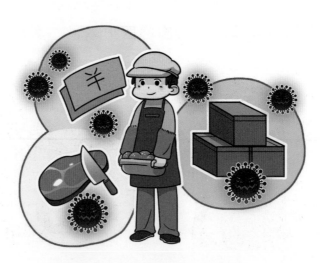

暴露时未采取有效防护的
加工、售卖、搬运、配送或管理等人员。

 科普超链接 | 可疑暴露者应每天如实向市、县级卫生健康等相关行政部门报告健康状况。如果出现发热、咳嗽等呼吸道感染症状，要及时就医，并主动告知职业或与动物接触情况。

10. 什么是密切接触者?

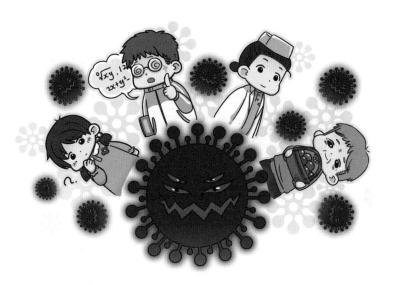

与高度疑似或确诊病例共同居住、学习、工作的人员。
诊疗、护理、探视病人时
未采取有效防护措施的医护人员、家属等。

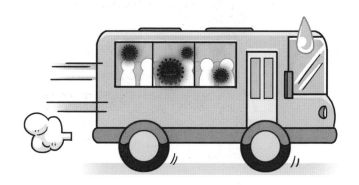

与病例乘坐同一交通工具
并有近距离接触的人员。

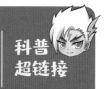

密切接触者或可疑暴露者须进行医学观察。医学观察包括居家隔离医学观察和集中隔离医学观察。目前,各地主要采取的是居家隔离医学观察。医学观察期一般为被观察对象自最后一次与病例发生无有效防护的接触或可疑暴露后的14天。观察期满,未发病者可恢复正常的学习、工作和生活。

科普
超链接

11. 对密切接触者医学观察 14 天

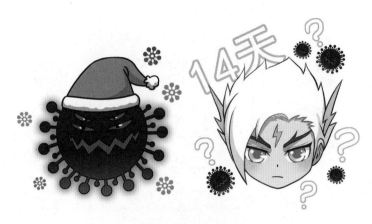

新型冠状病毒感染的肺炎，
潜伏期平均 7 天左右，更可长达 14 天。
根据此次新型冠状病毒感染后的潜伏期和防控实际，
对新型冠状病毒感染的肺炎密切接触者的医学观察期定为 14 天。

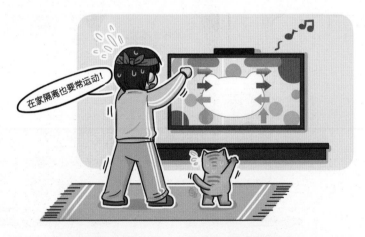

在家隔离也要常运动!

对密切接触者进行居家医学观察。
在家期间，定时监测体温，
留意症状，做好自己和家人的防护。

科普超链接 潜伏期是指从病原体侵入机体至出现临床症状前的一段时间。例如最常见的普通感冒，无论是病毒感染或者细菌感染，一般潜伏期在 3–7 天。潜伏期最长的就是狂犬病毒，如果人被狗咬伤而致的狂犬病，潜伏期很有可能在 1–3 个月，有些潜伏期长达 1 年甚至数年。

特制口罩

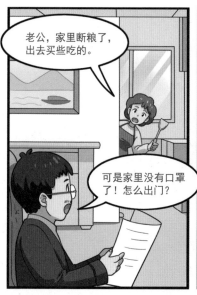

老公，家里断粮了，出去买些吃的。

可是家里没有口罩了！怎么出门？

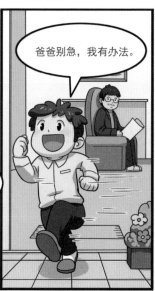

爸爸别急，我有办法。

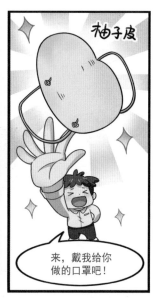

柚子皮

来，戴我给你做的口罩吧！

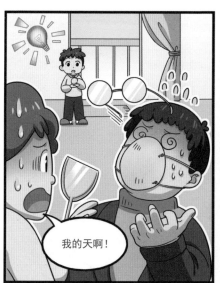

我的天啊！

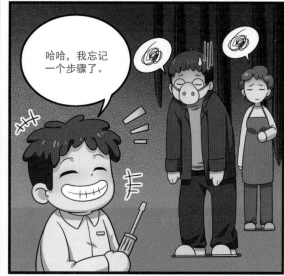

哈哈，我忘记一个步骤了。

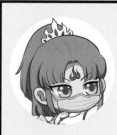

只有一次性使用医用口罩、医用外科口罩和医用防护口罩（N95）才能起到防护的效果。千万不要自己制作奇奇怪怪的口罩哦，不仅起不到预防病毒的效果，还有可能伤害身体。

13

野 味

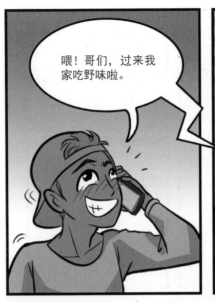

喂！哥们，过来我家吃野味啦。

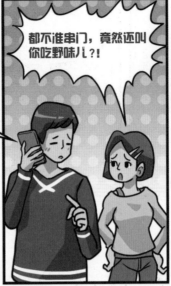

都不准串门，竟然还叫你吃野味儿?!

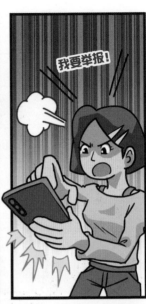

我要举报！

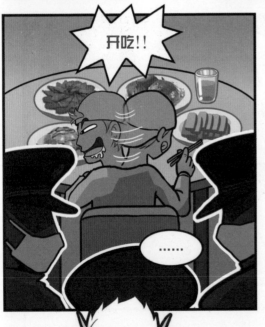

开吃！！

……

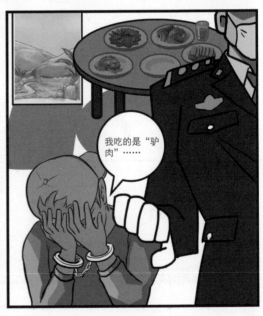

我吃的是"驴肉"……

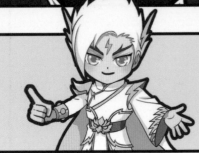

野生动物身体上携带的病毒非常多，人类78%的新发传染病与野生动物有关。我们必须拒绝食用野生动物，反对买卖野生动物。

卫生 预防篇

WEISHENG
YUFANG PIAN

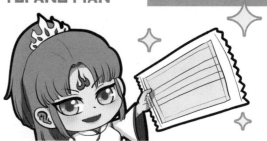

12．基础防控要做好

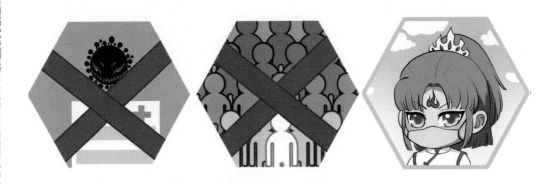

不去疫情高发区，
不去人流密集场所，
外出佩戴口罩。

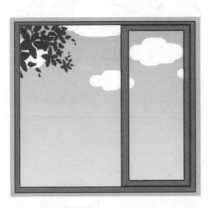
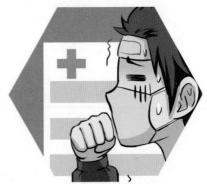

开窗通风，
注意个人卫生，出现症状及时就医。

科普
超链接 ｜ 人流密集场所的人员数量多、密度大，人员流动性强，人员的组成复杂，空气流通性差，在传染病高发期造成交叉感染的风险非常大，应尽量避免去人流密集的地方。

13. 咳嗽和打喷嚏要注意什么？

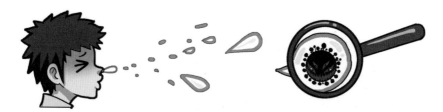

咳嗽或打喷嚏时，含有病毒的飞沫
可散播到 2 米范围内的空气中。

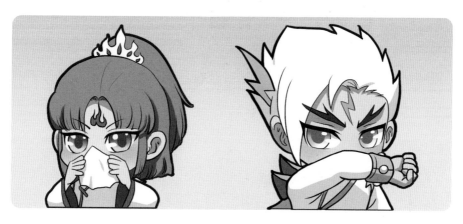

打喷嚏或咳嗽时，
应用纸巾或手肘部位遮掩口鼻。

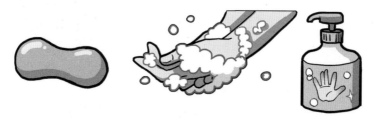

用肥皂或消毒洗手液彻底清洗双手。

一个喷嚏里，含有 10 万个唾液飞沫，这些飞沫中又有着成千上万个病原体，它们会以每秒钟 41 米的速度向前"飞奔"。因此，打喷嚏的时候，不要正对着别人，否则很容易把细菌、病毒传染给他人，即使身边没有人，病毒也很容易附着在物体上，别人触碰了同样可能会被感染。打完喷嚏之后一定要注意及时洗手，以防传染细菌、病毒。

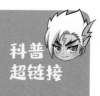

科普
超链接

14. 为什么需要戴口罩？

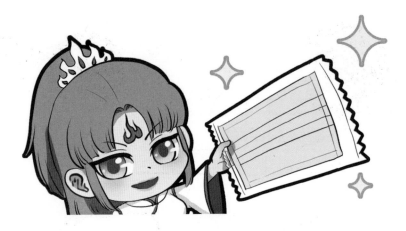

口罩不是万能的，
但现阶段没有口罩是万万不能的。

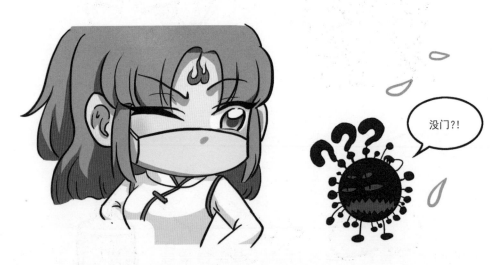

没门?!

戴口罩是阻断呼吸道分泌物传播的有效手段。

科普超链接　医用型口罩是防控病毒传播最有效的帮手之一。在 20 世纪初期，我国的防疫专家——伍连德，发明了中国首款医用型口罩。也正是因为他的功劳，抑制了人类历史上第三次鼠疫大流行，拯救了中国大地上无数的生灵。

15. 戴什么口罩才有用？

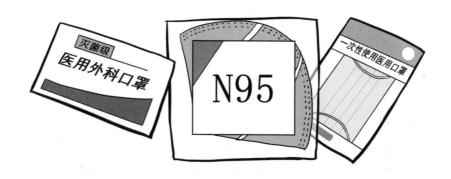

市面上看到的口罩主要有医用防护口罩。
（例如 N95 口罩、医用外科口罩和普通级别的一次性使用医用口罩）

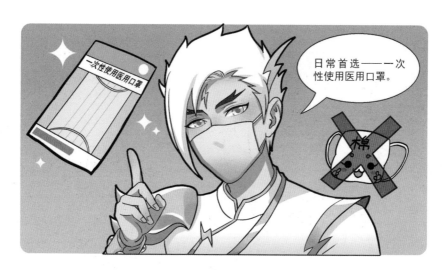

市面上还有各种棉纱口罩、海绵口罩等"网红"口罩。
日常防护选用一次性使用医用口罩就可以了。

口罩防护级别由高到低依次为：N95 口罩、医用外科口罩和普通级别的一次性使用医用口罩。棉纱口罩、海绵口罩和活性炭口罩对预防病毒感染没有保护作用。

科普超链接

19

16．怎样正确佩戴口罩？

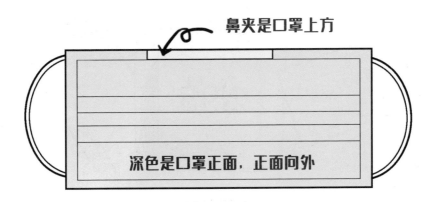

鼻夹是口罩上方

深色是口罩正面，正面向外

一次性使用医用口罩颜色深的是正面，正面应该朝外。
一次性使用医用口罩上带有鼻夹金属条，这端是口罩的上方。

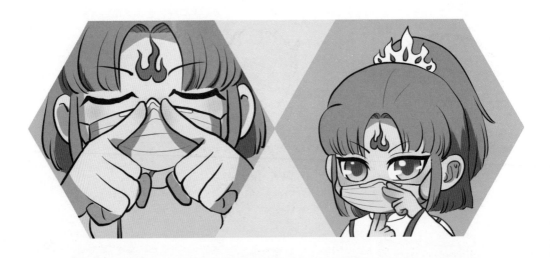

用双手压紧鼻梁两侧的金属条，使口罩上端紧贴鼻梁，
然后向下拉伸口罩，覆盖住鼻子和嘴巴。

 科普
超链接
口罩的外层往往积聚着很多外界空气中的灰尘、细菌等污物，而内层阻挡着呼出的细菌、唾液，因此，两面不能交替使用，否则会将外层沾染的污物在直接紧贴脸部时吸入人体，从而成为传染源。

17. 正确洗手

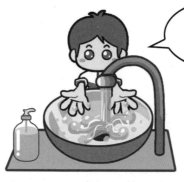

用肥皂或消毒洗手液和流动的水洗手。

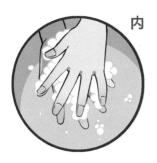

内

1. 掌心对掌心，相互揉搓。

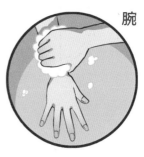

腕

7. 清洁手腕。

七字口诀："内－外－夹－弓－大－立－腕"，揉搓的时间不少于15秒哦！

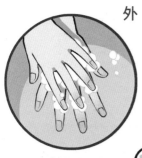

外

2. 掌心对手背，两手交叉揉搓。

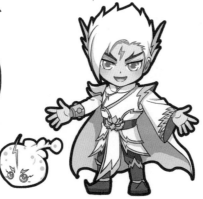

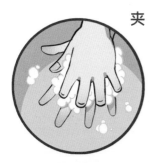

立

6. 指尖在掌心揉搓。

夹

3. 掌心对掌心，十指交叉揉搓。

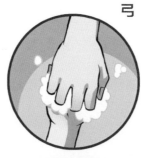

弓

4. 十指弯曲紧扣，转动揉搓。

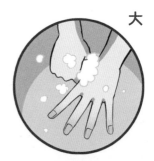

大

5. 大拇指握在掌心，转动揉搓。

18. 用肥皂和清水充分洗手

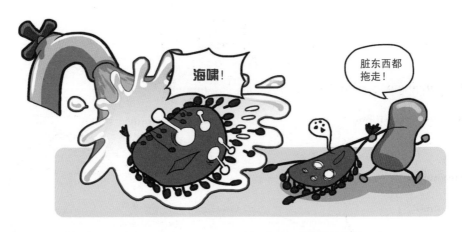

勤洗手是预防新型冠状病毒的有效措施之一。
通过充分涂抹肥皂和揉搓动作，
有效清除皮肤表面的污垢和微生物。

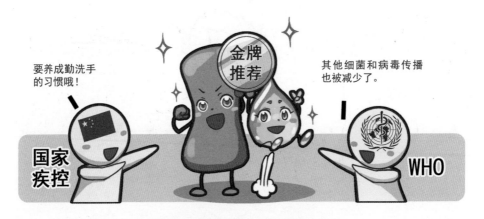

国家疾病预防与控制中心、
世界卫生组织（WHO）等权威机构
均推荐用肥皂和清水充分洗手。

科普超链接　病毒和细菌都很顽强，仅靠肥皂的碱性很难杀死它们，香皂杀菌力更弱。肥皂洗手，最重要的是用泡沫吸附病毒及细菌，用水反复冲洗将其带走。预防新型冠状病毒，每次洗手应不少于 15 秒。

19．有哪些场合必须洗手？

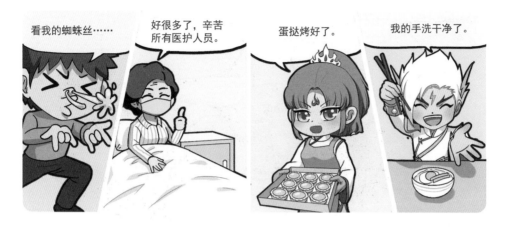

看我的蜘蛛丝……

好很多了，辛苦所有医护人员。

蛋挞烤好了。

我的手洗干净了。

在咳嗽或打喷嚏后，在照顾病人时，
在制作食品之前、期间和之后，
吃饭前，上厕所后，

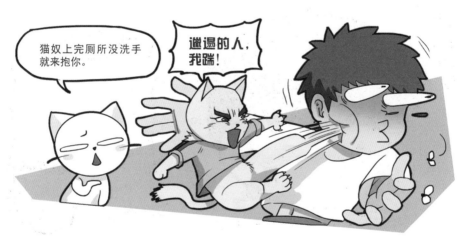

猫奴上完厕所没洗手就来抱你。

邋遢的人，我踹！

外出回家后，手脏时，接触过动物之后，
都要及时洗手。

据医学研究发现，新型冠状病毒在那些光滑的物体表面可以存活数小时。如果温度、湿度合适，比如在温度 20℃、湿度 40%–50% 的环境，有可能存活数天，所以洗手非常重要！

科普超链接

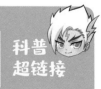

20. 接触手机、电梯按键后需要及时洗手

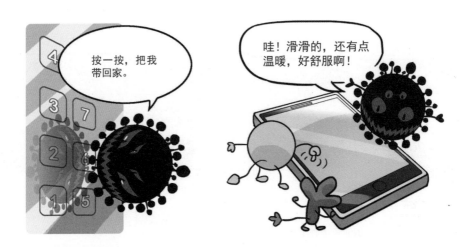

据推测，新型冠状病毒可在金属、塑料上存活 2-3 天。
手机和电梯按键存在的细菌和病毒数量、种类众多。

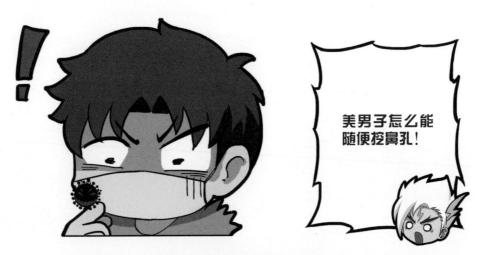

接触后都需要好好洗手，
不要用脏手碰口鼻、揉眼睛。

科普超链接 新型冠状病毒有通过结膜传播的可能，大家在防护时，眼部常常成为盲点。因为眼结膜本身就很脆弱，病毒容易通过手揉眼睛时经结膜感染人体。

21. 洗手没有清水怎么办？

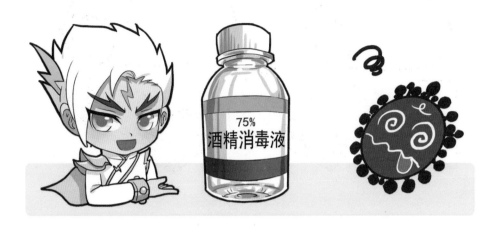

75% 酒精或免洗消毒凝胶等产品均可杀灭病毒，

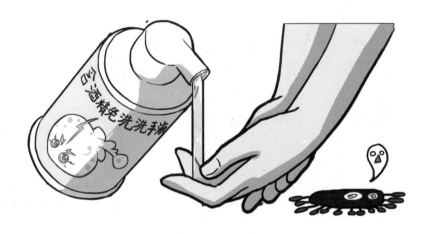

可以作为肥皂和清水洗手的替代品。

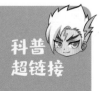

科普
超链接

免洗手消毒液主要成分有酒精、氯已定或者季铵盐类，以上消毒剂对杀死病毒效果都欠佳。有一种成分为次氯酸高水平杀菌的消毒液（含免洗洗手液），除了能有效杀灭细菌、真菌，还能杀灭活病毒，对部分病原菌的杀灭均有非常好的效果。故选择免洗消毒液的时候要留意包装上的成分说明。

22．家居清洁很重要

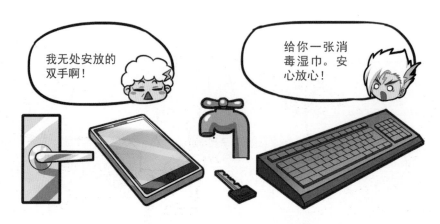

飞沫传播是主要的传播途径，
但门把手、手机屏幕、电脑键盘、水龙头等
也是病毒间接传播的重要媒介，可使用消毒湿巾擦拭消毒。

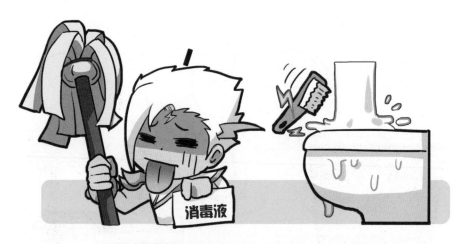

地板使用消毒液兑水拖地，
马桶要盖好盖子再冲水。
马桶圈可使用消毒湿巾或含氯消毒液擦拭消毒。

科普超链接 做家居清洁的时候要注意，84 消毒液和洁厕灵不能一起用。84 消毒液的主要成分是次氯酸钠，洁厕灵的主要成分是盐酸，两者混合会产生化学反应，生成氯气。氯气是一种有毒气体，具有异臭和强烈的刺激性，由呼吸道进入人体后，会使人恶心、呕吐、胸口疼痛和腹泻。

23. 做好防护，安全在家收快递、收外卖

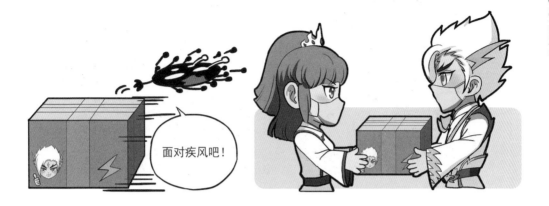

面对疾风吧！

病毒经过快递传播的可能性极低。
但和外卖小哥、快递员接触前，要佩戴好口罩。

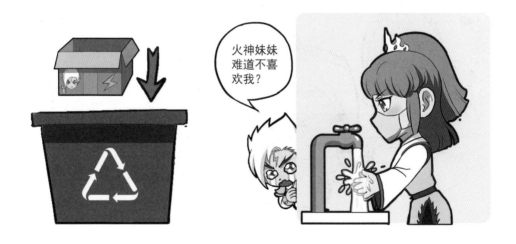

火神妹妹
难道不喜
欢我？

去掉包装后，及时洗手。

病毒离开宿主后能存活一定时间，但有囊膜的病毒通常存活不了数小时。而且"存活"不等于能达到感染条件，一个或少数几个病毒颗粒进入人体无法构成感染，需要感染活性和颗粒数的综合水平达到一定的量才构成感染。开窗通风能预防流感，就是因为降低了病毒的"浓度"。快递纸盒一般都经过了彻底的通风，难以成为病毒的传播载体。

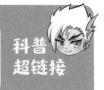

科普
超链接

24. 保持两米距离, 预防病毒传染

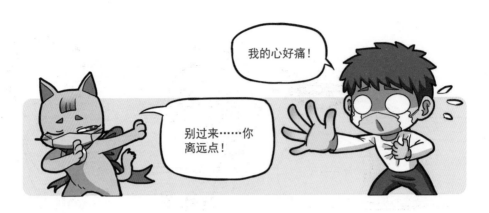

飞沫传播在与传染源近距离接触时才可能实现。
飞沫传播距离1米以外相对安全。

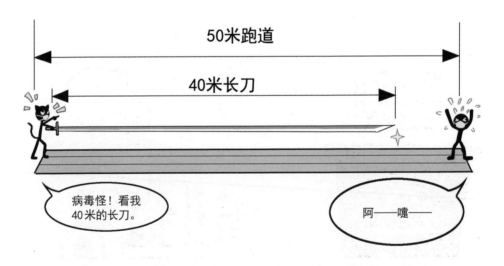

打喷嚏、咳嗽要比讲话时飞沫喷出的距离远许多,
因此与人接触时保持两米以外距离更安全。

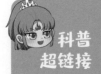 **科普超链接** 科学研究证实,打喷嚏产生的较大飞沫最远可以到达8米远的地方,而咳嗽则达到6米远,喷嚏和咳嗽产生的飞沫最多可以在空中停留10分钟。平常一定不要对着人咳嗽或者打喷嚏,应该用纸巾遮住口鼻或者用手肘遮挡。

25. 乘坐公共交通工具如何防护？

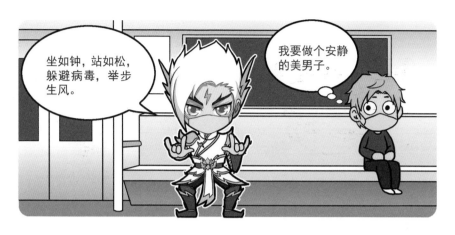

乘坐公共交通工具时，
全程佩戴一次性使用医用口罩或医用外科口罩。
随时保持手部卫生，减少接触交通工具的公共物品和部位。

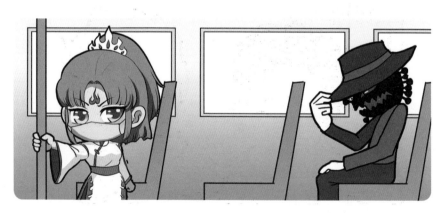

途中做好健康监测，感觉发热时要主动测量体温，
同时留意周围旅客身体健康状况，
避免与可疑症状人员近距离接触。

有研究机构对 3 条客流较大的地铁线路的座椅、墙壁、扶杆、拉环、售票机等 100 个位置取样，然后进行 DNA 分析，以了解地铁里的细菌种类和数量。结果显示，地铁里细菌最多的三个地方依次是拉环、扶杆、座椅，细菌种类包括丙酸杆菌、棒状杆菌、葡萄球菌、链球菌等。

科普
超链接

26. 去公共场所如何做好预防？

不能出行

不去人多的公共场所

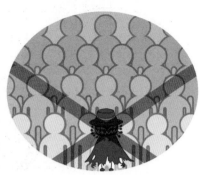

首先确保自己的身体是健康的，
有发热、咳嗽等身体不适症状应暂缓出行。
尽量避免去人群密集场所，
减少与被感染人群接触的机会。

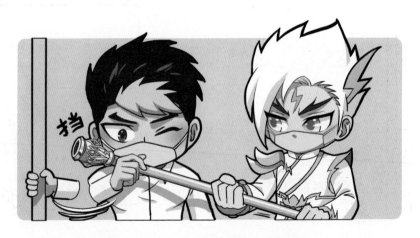

手在接触公共物品或设施后，
避免直接接触面部或眼睛。

科普超链接　运动锻炼对身体有益，但出现伤风感冒的时候，最好不要做剧烈运动。人体剧烈运动后大约24小时内，会出现免疫抑制的情况。在这段时间里，免疫细胞开始"罢工"，进行休息调养，而伤风感冒病毒入侵体内，正需要免疫系统与之斗争，缺少免疫细胞，伤风感冒病菌自然分外猖狂，使感冒加重。

27. 去医院如何做好防护？

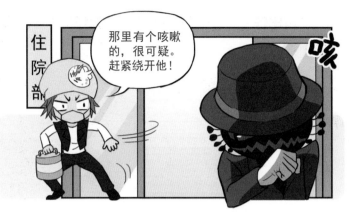

去医院看病或探望病人时，
必须戴上医用外科口罩或 N95 口罩。
尽可能避免与有呼吸道疾病症状
（如发热、咳嗽或打喷嚏）的人密切接触。

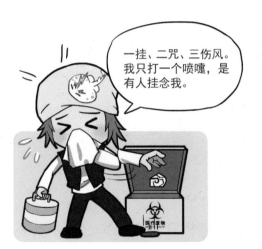

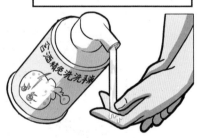

自己咳嗽或打喷嚏时用纸巾掩住口鼻，
将用过的纸巾立即扔进封闭式垃圾箱内，
及时用肥皂和清水或含酒精免洗洗手液清洁双手。

用过的口罩丢弃主要看使用场景。如果是医疗机构、发热门诊、疑似病例观察场所等，属于医疗垃圾，投入"医疗废物"垃圾桶；如果是健康人群使用过的，按照生活垃圾分类处理，投入"其他垃圾"桶内。在扔入垃圾桶之前，最好放入垃圾袋中，用绳子扎紧。

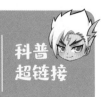

科普
超链接

28. 在影剧院如何做好预防？

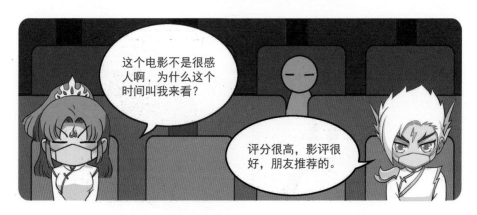

传染病流行期间，
尽量不去人群密集或空气流通不畅的影剧院场所。
如必须要去，应全程戴好口罩，
在自己咳嗽或打喷嚏时用纸巾将口鼻完全遮住，
并将用过的纸巾立即扔进封闭式垃圾箱内。

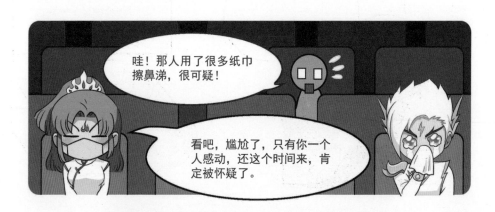

留意周围人员的身体健康状况，
避免与有可疑症状人员近距离接触。

 科普超链接　新型冠状病毒感染的肺炎的主要表现是发热、乏力、干咳，少数患者伴有鼻塞、流涕、腹泻等症状。不要根据是否流鼻涕和咳痰来判定是不是新型冠状病毒感染肺炎，这样的判断方式是不准确的。

29. 去菜市场如何做好预防?

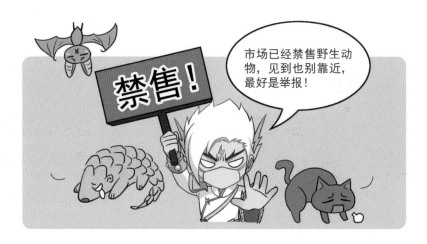

禁售!

市场已经禁售野生动物，见到也别靠近，最好是举报!

佩戴口罩，避免接触野生动物，
避免与市场里的流浪动物、垃圾废水接触。

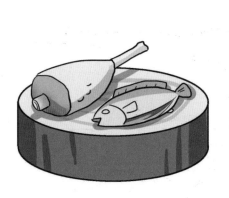

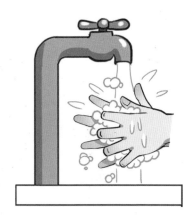

接触动物产品后，
用肥皂和清水洗手，不触摸眼、鼻、口。

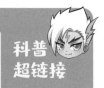

冠状病毒最先是 1937 年从鸡身上分离出来的，在 1968 年由一个叫秦瑞的科学家发现并命名。之所以叫"冠状病毒"，是因为该病毒在电子显微镜下，外膜呈皇冠状突起。冠状病毒只感染脊椎动物，与人和动物的许多疾病有关，可引发人和动物呼吸系统、消化系统和神经系统的疾病。

科普超链接

30．不聚会，不聚餐

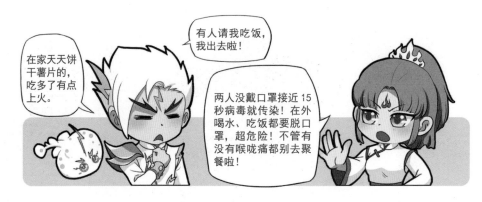

在家天天饼干薯片的，吃多了有点上火。

有人请我吃饭，我出去啦！

两人没戴口罩接近15秒病毒就传染！在外喝水、吃饭都要脱口罩，超危险！不管有没有喉咙痛都别去聚餐啦！

有发热、咳嗽、咽痛等不适症状，
不应参加聚会聚餐活动。

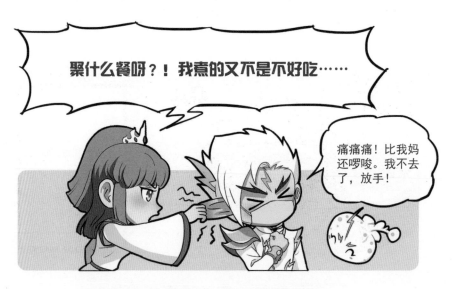

聚什么餐呀？！我煮的又不是不好吃……

痛痛痛！比我妈还啰唆。我不去了，放手！

疾病流行期间，拒绝聚会聚餐。
这是避免聚集交叉感染的最好办法。

科普超链接

有研究表明，人们日常使用的手机，覆盖在其表面的细菌比家里马桶上的细菌还要多10倍。有一个重要原因是手机在使用的过程中会产生热量，在温暖的环境中细菌很容易繁衍。另外，手机屏幕光滑，也有利于细菌、病毒附着。所以，就算不是在疫情期间，平常也不能忽略经常对手机消毒。

31．从疫情高发区回来后怎么办？

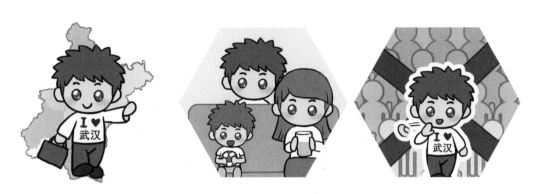

近期去过疫情高发区，如武汉等地，
回到居住地要先申报，特别注意自己及周围人的身体状况，
尽量不去公共场所。

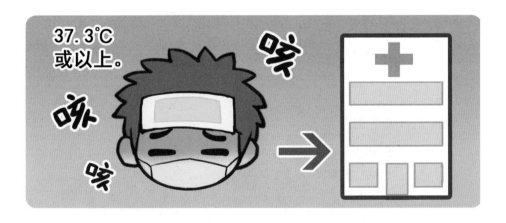

出现发热、咳嗽等症状时，
应佩戴一次性使用医用口罩并尽快就医。

在健康状态时，如饮食正常，衣着适宜，人体的体温一般是比较恒定的，即保持在 37℃ 上下（介于 36.2–37.2℃ 之间），不因外界环境温度的改变而变化。人体正常体温平均在 36–37℃ 之间（腋窝），超出这个范围就是发热，37.3–38℃ 是低热，38.1–41℃ 是高热。

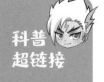

科普
超链接

32. 预防病毒感染的健康饮食

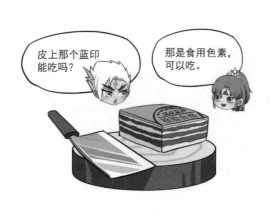

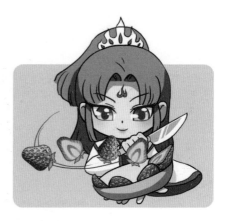

从正规渠道购买冰鲜禽肉，
食用禽肉蛋奶时要充分煮熟。
处理生食和熟食的切菜板及刀具要分开使用，
处理生食和熟食之间要洗手。

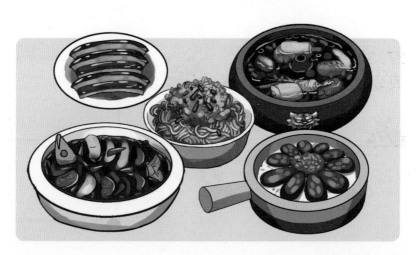

肉食在备制过程中，要经过妥善处理和彻底煮熟后，
方可安全放心食用。

科普超链接 研究报告显示，SARS 病毒和 MERS 病毒都源自蝙蝠，蝙蝠是病毒的自然宿主。蝙蝠种类繁多，是世界上携带病毒最多的动物，作为会飞的哺乳动物，它的活动范围十分广，往往有机会将病毒传到其他野生动物身上。因此，一定要远离蝙蝠，拒绝野味。

33. 加强锻炼，预防病毒感染

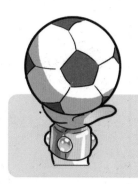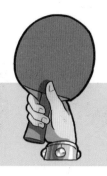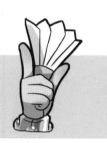

全面锻炼，多项目多形式，
使身体各部位各系统都得到锻炼。
循序渐进，强度由小到大，
动作从易到难。

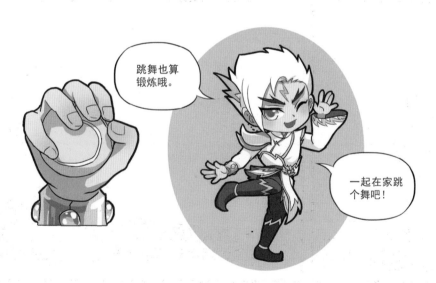

跳舞也算
锻炼哦。

一起在家跳
个舞吧！

持之以恒，常炼不懈，
运动陪伴人生。

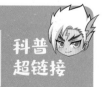

断食减肥不可取，若断食 12 小时，你的基础代谢水平将会降低 40%，并且在你下一次吃东西的时候，身体会因为你害怕饥饿感，增加能量的吸收。这也是为什么断食后一旦恢复进食，体重就会快速上涨，甚至超过断食之前的体重。合理饮食、多运动才是保持健康、保持身材的好办法。

科普
超链接

多重防护

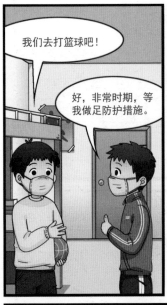

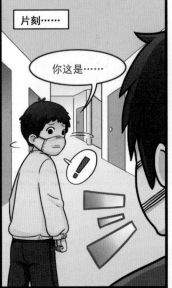

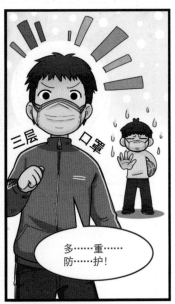

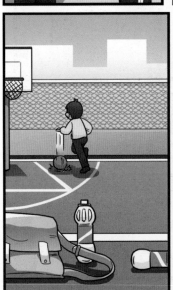

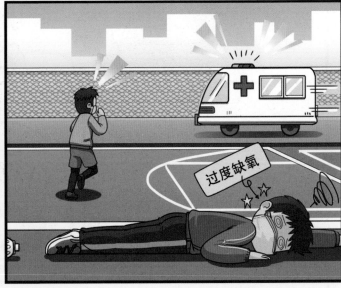

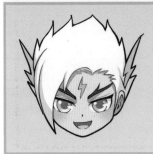

正常防护，合格的一次性使用医用口罩只需一个就能达到预期的防护效果。戴多层口罩会使呼吸阻力加大，当吸气阻力过大时，人会感到头晕、胸闷等不适状况。请正确佩戴口罩。

送 饭

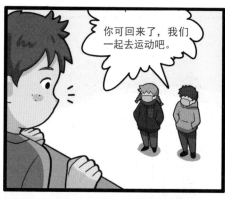

你可回来了，我们一起去运动吧。

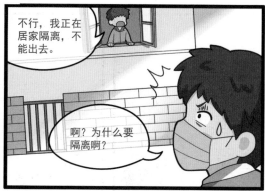

不行，我正在居家隔离，不能出去。

啊？为什么要隔离啊？

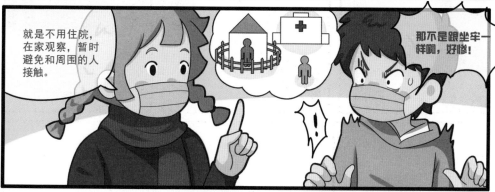

就是不用住院，在家观察，暂时避免和周围的人接触。

那不是跟坐牢一样啊，好惨！

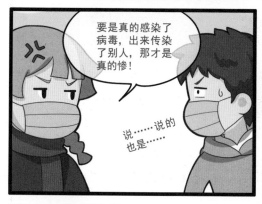

要是真的感染了病毒，出来传染了别人，那才是真的惨！

说……说的也是……

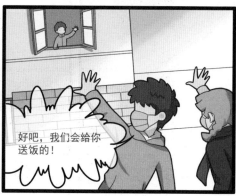

好吧，我们会给你送饭的！

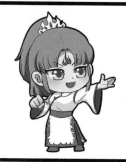

新型冠状病毒感染的潜伏期可长达 14 天，病例存在人传人情况。所以隔离期定为 2 周，隔离前要准备好充足的物资。

认识 误区篇

RENSHI
WUQU PIAN

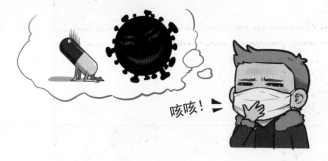

咳咳！▶

34. 醋能杀灭新型冠状病毒吗？

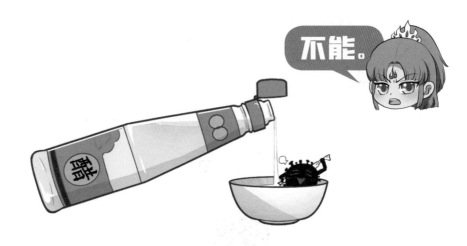

食用醋所含醋酸浓度很低，
达不到消毒效果。

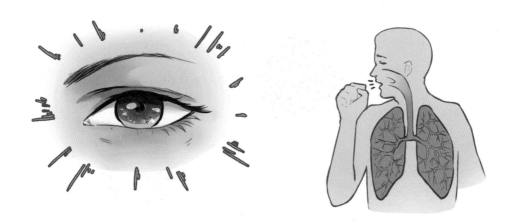

醋还容易对人的眼睛和呼吸道造成刺激。

科普超链接

醋不能杀灭新型冠状病毒，过量食用也会对身体造成伤害。但作为调味品的醋还是有很多功效的，适当地食用，除了能为美食增添味道，还可以消除人体疲劳，醋里丰富的有机酸可以有效地促进糖类代谢，消除人的倦怠感。

35. 普通抗病毒药物
能预防新型冠状病毒感染吗?

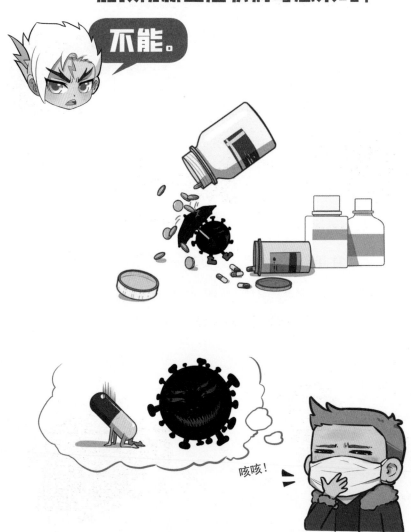

不能。

咳咳!

目前没有证据显示,
普通抗病毒药物能预防新型冠状病毒感染。

科普超链接　　没有感冒生病就不要乱用抗病毒药物,药物在抗病毒的同时对人体也会产生一定的副作用。例如,板蓝根含多种抑菌成分,有清热解毒等功效,也具有抗炎、抗菌、抗病毒等作用,但长期服用容易苦寒伤胃,出现一系列消化道异常反应,如胃痛、恶心、呕吐、腹泻等。

36. 吃抗生素药物
能预防新型冠状病毒感染吗？

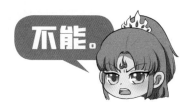

不能。

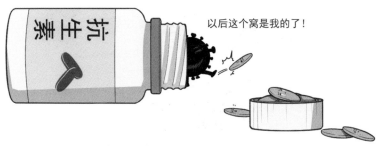

以后这个窝是我的了！

新型冠状病毒肺炎的病原体是病毒，
而抗生素针对的是细菌。

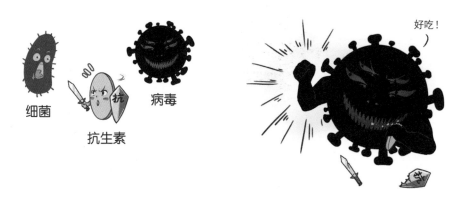

细菌

抗生素

病毒

好吃！

错误使用抗生素只会增强细菌的耐药性，
而起不到抗病毒作用。

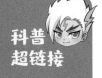

1929 年，英国细菌学家弗莱明发现了抗生素——青霉素。在第二次世界大战期间，弗莱明和另外两位科学家把青霉素提取出来制成了控制细菌感染的药品。美国曾把青霉素的研制放在与研制原子弹同等重要的地位。可惜抗生素只能控制细菌感染，控制不了冠状病毒。

科普
超链接

37. 吃维生素 C 能预防
新型冠状病毒感染吗？

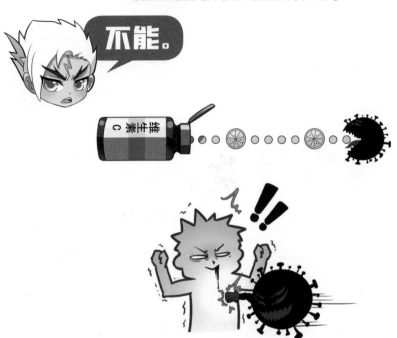

维生素 C 可帮助机体维持正常免疫功能，
但不能增强免疫力，也没有抗病毒的作用。

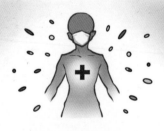

疾病治疗过程中，
摄入维生素 C 通常只是辅助性治疗手段。

 **科普
超链接** 　维生素 C 确实是个好东西，但它不是神药，甚至连流感都预防不了。反而，服用过量的维生素 C 可能会引起草酸及尿酸结石的形成，还会引起一些不舒服的副作用，如腹泻、多尿、皮疹等。应当按身体需要，适量摄入维生素 C。

38. 多戴几层口罩
可以更好地预防新型冠状病毒感染吗？

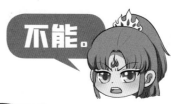

不能。

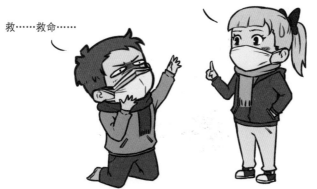

戴一个口罩就可以了！

救……救命……

戴上三四个口罩会使人喘不过气来，
反而起不到防护效果。戴一个口罩就可以了。

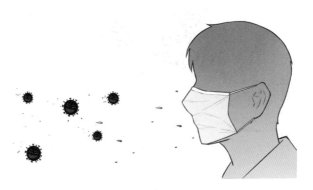

不一定非要戴 N95 口罩，
普通一次性使用医用口罩也可以阻挡病毒经由飞沫传播。

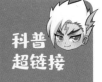

N95 的定义源自美国政府的行政命令，N 是指可用于防护非油性颗粒，95 则是指在美国国家职业安全卫生研究所的标准下过滤性有 95%。口罩的原理都一样，只是根据环境和场合的需要来选择合适的口罩。日常普通防护用一次性使用医用口罩即可。

科普
超链接

39．接种流感疫苗
就不容易感染新型冠状病毒吗？

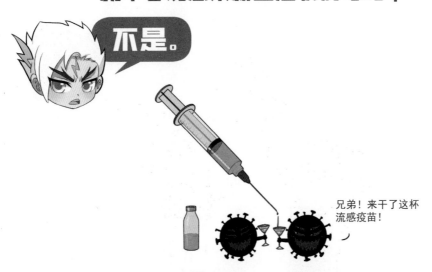

不是。

兄弟！来干了这杯
流感疫苗！

流感疫苗主要是预防流感病毒的，
对新型冠状病毒无预防作用。

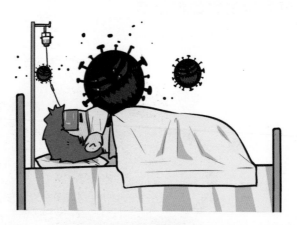

接种了流感疫苗，
仍可能感染新型冠状病毒，
还可能出现严重症状。

**科普
超链接**

1796 年英国医生詹纳将正在出牛痘的女孩皮肤上水泡中的液体，接种到一个
8 岁健康男孩身上，堪称医学史上最为冒险的一次实验，世界上第一支疫苗由此
诞生，詹纳也被后人誉为"免疫学之父"。

40. 淡盐水漱口能预防病毒感染吗？

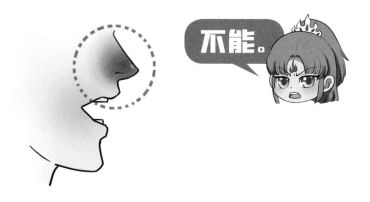

不能。

淡盐水漱口的方法多用于清洁口腔，
缓解口腔炎、牙周炎等症状。

对预防病原为微生物的传染病
没有明显效果。

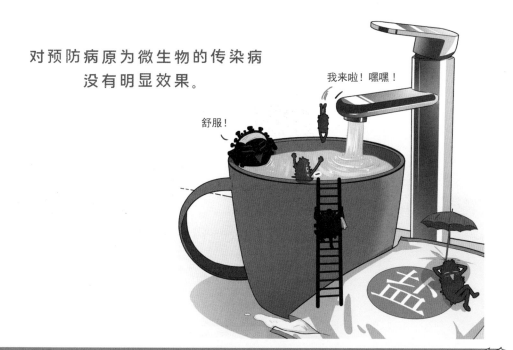

舒服！

我来啦！嘿嘿！

盐

淡盐水对身体健康有很多益处，有消炎、消毒、杀菌等功效。但盐中含有大量的钠，会引起血压升高。因此，盐水的浓度要低，100毫升水中食盐含量最好不要超过 0.9 克。

科普超链接

41. 板蓝根、感冒灵之类的感冒药能预防新型冠状病毒感染吗？

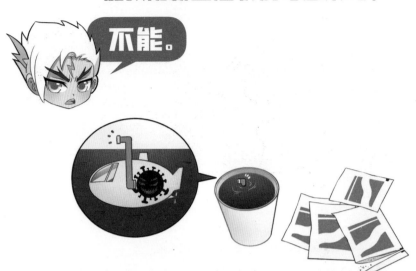

这类感冒药只适用于甲型和乙型流行性感冒，
对新型冠状病毒是无效的。

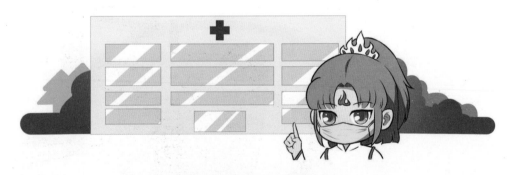

一旦出现咳嗽、发热等症状，
就戴上口罩及时就医。

科普超链接 目前没有特效药可以用来治疗新型冠状病毒引起的肺炎，也没有针对性的预防药物。针对新型冠状病毒的疫苗正在研发中，2020 年 1 月 24 日，中国疾控中心已成功分离我国首株新型冠状病毒毒种。国家病原微生物资源库公布了新型冠状病毒核酸检测引物和探针序列等重要信息，为疫苗的开发研制奠定了基础。

42. 燃放烟花爆竹可以杀死病毒吗？

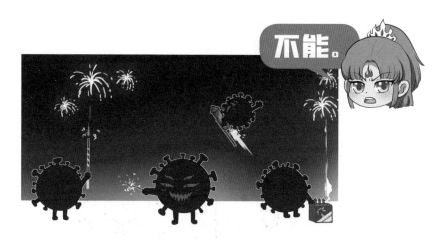

爆竹燃放后产生二氧化硫，
不仅对动植物、环境有影响，还对人体有害。

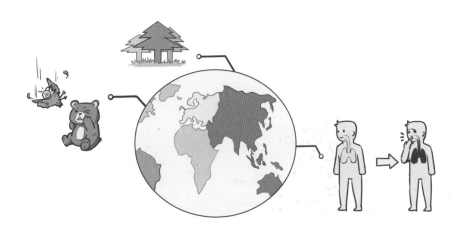

吸入二氧化硫，
会严重削弱或破坏呼吸系统的
免疫功能和防御能力。

硫化物是对大气污染最严重的一种物质。硫化物主要有二氧化硫、三氧化硫、硫酸雾和硫化氢等。在硫化物中数量最多、危害最大的是二氧化硫，它主要由煤和各种燃料油中的硫在燃烧时与氧化合生成。

科普
超链接

43. 吸烟能预防新型冠状病毒感染吗?

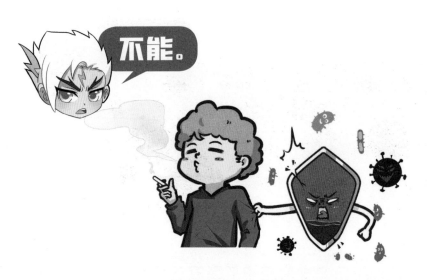

不能。

吸烟不仅不能预防新型冠状病毒感染,
还会降低身体抵抗力。

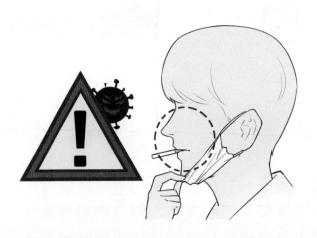

吸烟时不能戴口罩, 手会反复地触碰口鼻,
增加了病毒进入身体的机会。

科普超链接 吸烟已成为现代社会中的一大公害。在工业化的国家中有 20% 的人的死亡直接或间接地与吸烟有关。烟卷燃烧之后会产生 3000 多种化合物, 其中大多数对人体健康有害, 如尼古丁、吡啶、氢氰酸、镉、煤焦油、一氧化碳等。

44. 宠物猫、狗会感染新型冠状病毒吗？

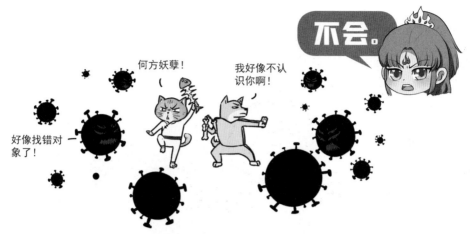

目前没有证据显示，
猫、狗等宠物会感染新型冠状病毒。

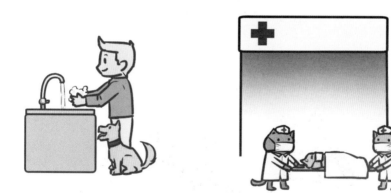

与宠物接触后，用肥皂和清水洗手，
可以显著减少病原体在人和动物间传播。
如果宠物在外面明确接触到新型冠状病毒感染的肺炎患者，
慎重起见，还是需要将宠物进行隔离观察。

宠物毕竟是动物，它们也会成为很多疾病的携带者，再把这些疾病传染给人，
常见的疾病有狂犬病、皮癣、沙门氏菌、弓形虫和猫爪病等。

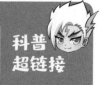

科普
超链接

45. 晒太阳能杀灭新型冠状病毒吗？

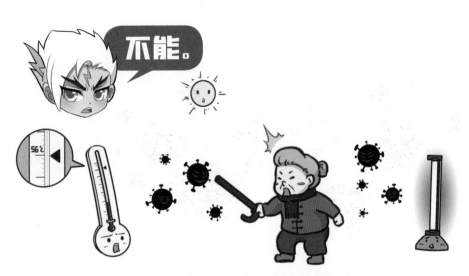

太阳的照射温度达不到 56℃，
且日照紫外线也达不到紫外线灯的强度，
无论从哪一个角度看都不能达到杀灭病毒的要求。

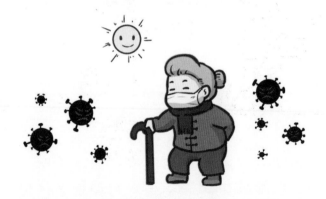

若要外出晒太阳，
仍需戴好口罩，做好必要防护。

科普超链接 　从一般规律来看，不管是在 30℃ 还是在比较低的气温里，新型冠状病毒都会慢慢失去活性，在较低的温度失活比较缓慢，在 30℃ 及以上会快一点，在 56℃ 失活的速度最快，大概 30 分钟以上就可以失活。

46．洗热水澡、开暖气 能杀灭新型冠状病毒吗？

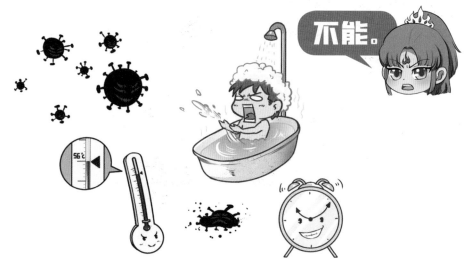

新型冠状病毒虽然怕热，
但需要维持 56℃ 达 30 分钟以上才可有效杀灭，
两个条件缺一不可。

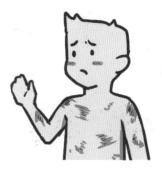

洗热水澡、开暖气、蒸桑拿
升高的温度达不到这个条件，
水温过高还会造成烫伤。

科学家曾对人体在干燥的空气环境中所能忍受的最高温度做过实验：人体在 71℃ 环境中，能坚持整整 1 个小时；在 82℃ 时，能坚持 49 分钟；在 93℃ 时，能坚持 33 分钟；在 104℃ 时，能坚持 26 分钟。（以上均为实验室条件下所做的实验，切勿模仿。）

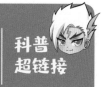

科普 超链接

47. 预防新型冠状病毒，酒精浓度越高越好吗？

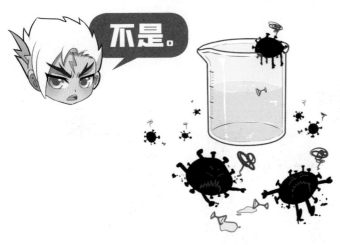

不是。

浓度为 60%-80% 的酒精是一种有效的杀毒剂，
可以灭活所有的亲脂性病毒和许多亲水性病毒。

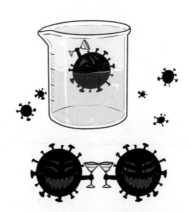

90% 的酒精浓度可能会降低消毒效果，
高浓度酒精会使病原体表面蛋白首先变性凝固，
形成坚固的包膜，酒精反而不能很好地渗入病原体内部进行杀灭。

科普超链接

酒精消毒并不是浓度越高越好，过高浓度的酒精会在细菌表面形成一层保护膜，反而阻止酒精进入细菌体内，难以将细菌彻底杀死。同时，浓度越高的酒精危险性也越高。酒精浓度越高，其闪点越低，容易着火。75% 浓度的酒精不能用来喷洒，用来拭擦物体表面更安全。

48. 毛领更容易吸附新型冠状病毒吗？

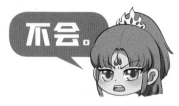

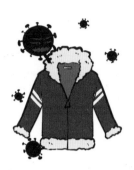 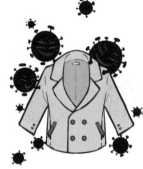 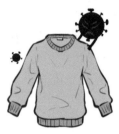

从病毒的性质推测，病毒更喜欢光滑无孔的表面，
在毛织品上留存时间更短。

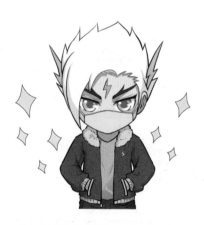

在家居生活、出行中，
不必考虑衣物材质对病毒吸附的影响，
以舒适为主。

光滑无孔的坚硬表面，才是病毒的避难所。多数病毒在这种表面上能更久地维持感染活性。这里面，最重要的因素是无孔。因为病毒需要一定的水分才能保持自己的结构。在光滑无孔的表面，水分可以更好地保持。而多孔表面会把病毒"抽干"，让病毒失去感染活性。

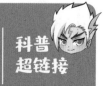

科普
超链接

洗 澡

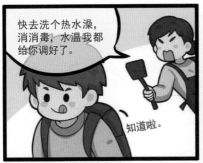

快去洗个热水澡，消消毒，水温我都给你调好了。

知道啦。

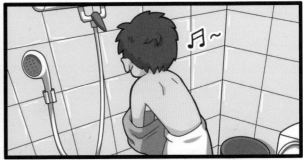

♬~

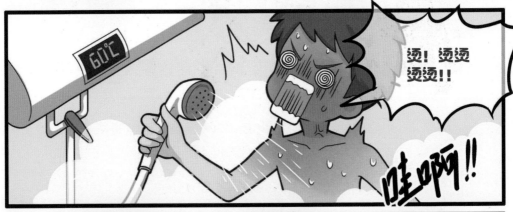

60℃

烫！烫烫烫烫！！

哇啊！！

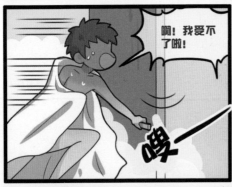

啊！我受不了啦！

嗖——

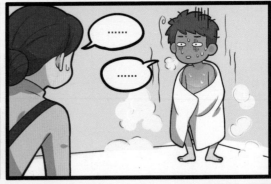

……

……

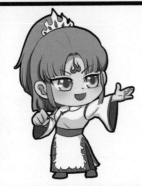

杀死新型冠状病毒至少需要 56℃以上的温度，而且持续 30 分钟以上。而人用 56℃以上的水洗澡 30 分钟以上可能会得热射病，有生命危险。所以高温杀毒只能用作物体表面，不能用于人体。

放烟花

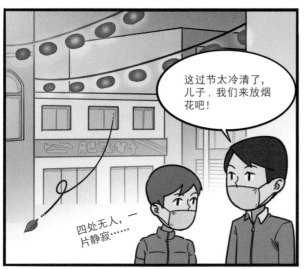

这过节太冷清了，儿子，我们来放烟花吧！

四处无人，一片静寂……

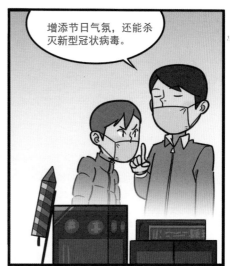

增添节日气氛，还能杀灭新型冠状病毒。

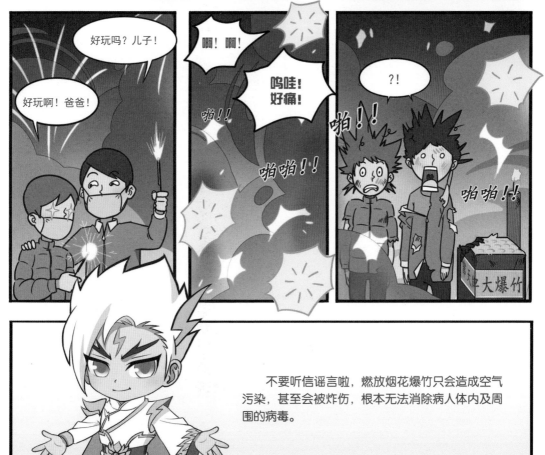

好玩吗？儿子！

好玩啊！爸爸！

啊！啊！

呜哇！好痛！

啪！！

啪啪！！

?!

啪！！

啪啪！！

不要听信谣言啦，燃放烟花爆竹只会造成空气污染，甚至会被炸伤，根本无法消除病人体内及周围的病毒。

心理健康篇

XINLI
JIANKANG PIAN

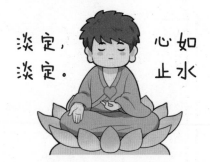

淡定，　　　心如
淡定。　　　止水

49 . 心理健康可以提高人体免疫力

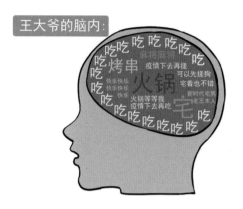

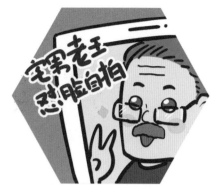

心理健康每时每刻都在影响人的生理健康；
如果一个人心理长期处于抑郁状态，就会影响内分泌激素，
使免疫力下降，让病毒趁虚而入。
养成乐观、开朗和宽容的性格，
笑口常开，积极面对疫情。

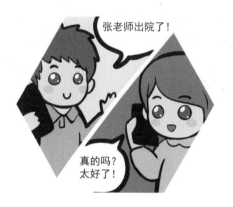

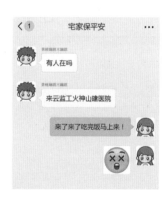

多和人沟通联系，
分享预防、抗疫的经验及正面消息。

心理免疫学研究表明,心理因素的变化对人体免疫系统有着举足轻重的影响。
神经内分泌系统通过激素分泌对免疫器官起着支配作用。心态稳定，积极乐观时
大脑分泌多巴胺内啡肽增多，可促进免疫细胞的生成，提高其活性。

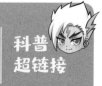

科普
超链接

50．疫区限制出行，
在外地的我为什么也会恐慌？

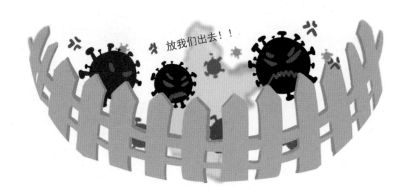

放我们出去！！

疫区限制出行是通过切断传播途径的方式来控制疫情，
这是一种控制疾病传播很有效的方法。

实时播报		
确诊	死亡	治愈
XXXXX	XXX	XXX
……	……	……
……	……	……
……	……	……

天啊！　我好怕！

兵来将挡
水来土掩……

I ♥ 武汉

身在疫区以外的群众，一方面心系疫情，
另一方面会担心自己的城市也如此，
难免产生焦虑恐慌的情绪。
尝试接受现实，重新认识这种科学控制疫情的做法。

科普超链接　传播途径是指病原体从传染源到易感人群的传播过程。切断传播途径就是采取一定的措施，阻断病原体从传染源转移到易感宿主的过程，从而防止疾病的发生和传播。

51. 总是做自己感冒了不敢出门的噩梦，
是不是心理有问题？

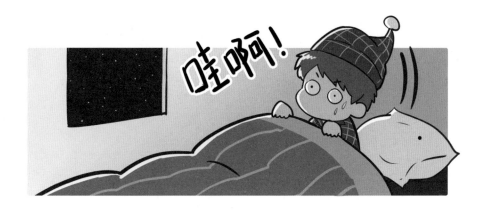

一个人处在应激状态的时候，警觉性会大大增高。
警觉性增高最明显的表现就是睡眠障碍，
变得容易惊醒、做噩梦。

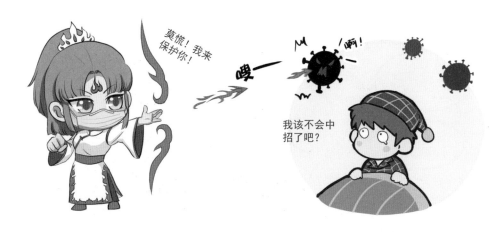

这也是机体在应激状态下保护自己的一种方式，
是一种正常的生理现象。

睡眠质量可以通过日常生活调理：睡觉之前喝一杯热的牛奶，洗个热水澡，
泡一泡脚，听一听比较柔和的音乐，避免喝浓茶、咖啡、可乐等刺激性的饮料，
避免长时间玩手机或看电脑。白天适当运动，保持心情舒畅。

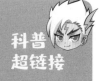

科普
超链接

52.疫情期间，老人家变得非常唠叨，是不是心理有问题？

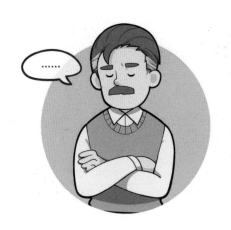

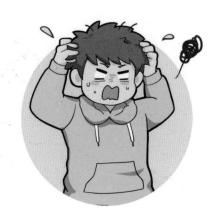

不同年龄段的人，
在面对应激状态的时候会有不同的表现，
有的人会默不作声，有的人会变得很焦躁。

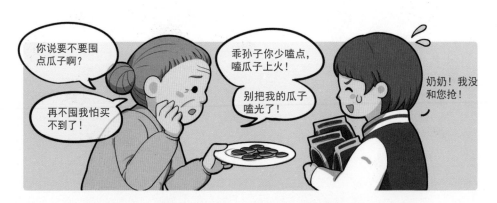

不停地唠叨，其实也是一种宣泄焦虑情绪的方式。
耐心听他的唠叨，和他沟通交流就可以舒缓。

科普超链接 与老人沟通的小技巧：（1）与老年人交谈前，确保其注意力集中；（2）与老年人交谈时，尽量面对面，视觉信息可以弥补他们大脑未捕捉的言语信息，帮助沟通；（3）与老年人交谈尽量选择安静的环境。

53. 总是感觉胸闷和呼吸不畅，不必过度焦虑

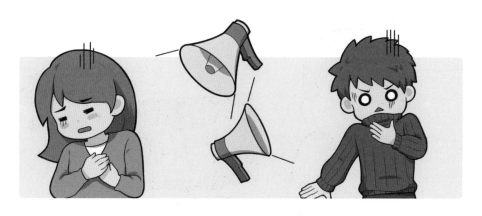

胸闷、呼吸不畅、心跳很快，
有生理的原因也有心理的原因。
可能是因为接收了大量关于疫情的信息后变得过度紧张，
产生了焦虑情绪，才出现以上症状。

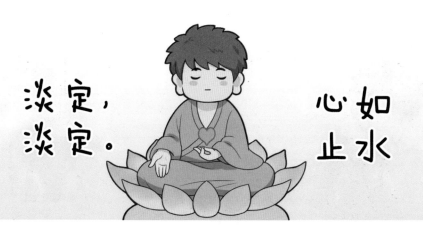

淡定，淡定。

心如止水

不必过度焦虑，做做深呼吸，
相信疫情总会被控制的。

深呼吸之自然呼吸法：首先让身体处于比较舒适的状态，然后进行缓慢的腹式呼吸，也就是吸气的时候让腹部呈现自然鼓起的状态，呼气的时候让腹部慢慢地松下去。一般情况下吸气的时间比较短，呼气的时间比较长。这样循环下去会让人体呈现比较安静的状态。

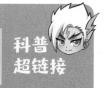

科普超链接

54. 为什么一看到人多就会心慌、气短?

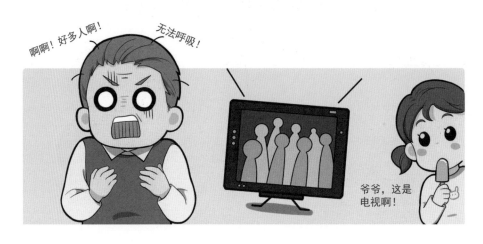

在目前的疫情状态下,"人多"在我们的意识里
也许意味着有可能会发生人与人之间的传染。
这是把现实的场景做过度的灾难化的夸张,
从而产生心慌、气短等应激反应。

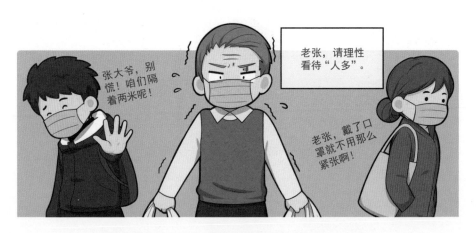

在疫情面前,我们需要理智地判断,
科学地思考,怀有坚定的信心和必胜的勇气。

科普超链接 深呼吸之腹式呼吸法：动作局限很小,站着、坐着或者卧着都可以,随时都可以进行的一种动作。首先仰卧在床上,然后将腰带松开,四肢呈现放松的状态,思想要集中,然后用鼻子慢慢地吸气,肚皮鼓起来,每口气建议坚持 10-15 秒,然后再呼出,每分钟可以呼吸 4 次左右。

55.平时有干咳的习惯，疫情期间特别紧张怎么办？

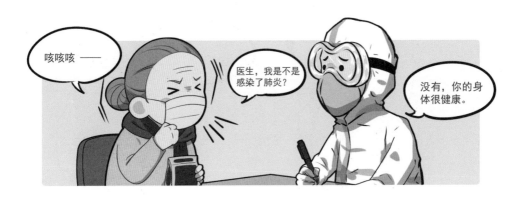

经常干咳有很多原因，如果只是干咳
但没有接触感染新型冠状病毒肺炎的病人及相关人员，
也没有发热，不必焦虑。

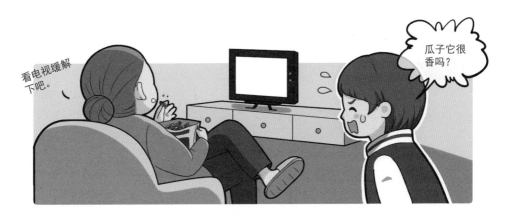

人在紧张的时候，容易受暗示，
也有可能是过度的紧张引起下意识的咳嗽。
做一些缓解紧张的事情就可以了。

深呼吸之数息法：这个方法可能很多人都没尝试过，其实很简单。让身体处于比较放松的状态，自然地呼吸，并且将全部的注意力都集中在鼻尖的地方，充分感受呼吸时空气流动给鼻尖带来的感受。在呼气的时候需要给自己一个限定，例如依次数息50次即可。

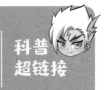

科普超链接

56．疫情期间，感觉到紧张和恐怖，记忆力下降了怎么办？

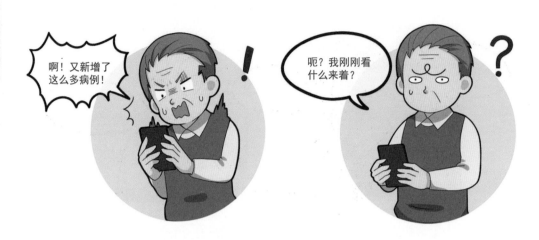

人在应激状态下，
可能出现认知功能（记忆力和专注力）下降。

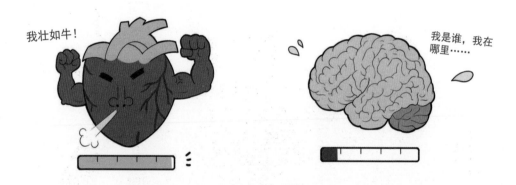

在产生应激反应的时候， 人体将调动体内资源，
优先分配到重要的器官，如心脏和肌肉，
导致供给大脑的血液减少， 从而产生上述现象。
不必过于紧张， 放轻松。应激过后记忆力和专注力会恢复正常。

科普超链接 放松术之清晨呼吸法：当早上一起来，就尝试清晨呼吸，舒缓肌肉僵硬和清理不畅的呼吸道达到舒缓紧张的效果。（1）用站着的姿势，腰部向前弯，膝盖稍微弯曲，手臂自然下垂，让指尖靠近地面；（2）当你慢慢深深地吸气时，慢慢起身回到站立位，最后抬起头；（3）身体处于站立位时屏住呼吸几秒钟；（4）当你回到原来的姿势时，慢慢将气呼出。

57. 如何通过愉悦的声音来放松自己？

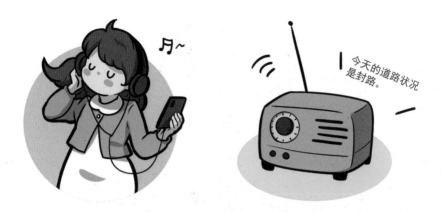

通过音乐网站和音乐软件，
收听舒缓的音乐。
收听电台轻松的谈话节目。

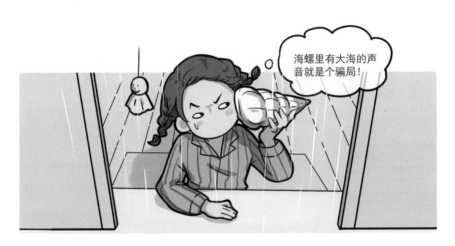

听自然界声响的录音，
如海浪声、下雨声、风声、
鸟类或其他野生动物的叫声。

放松术之意象松弛法：在这种方法里，借助感觉器官，用意象进行感觉之旅，去安静的地方。例如，想象自己在海滩上放松，感受被阳光照射的温暖，听到海浪拍打沙滩的声音，坐在软绵绵的沙滩上闻着海水的味道。此时你就可以坐在安静的地方，闭上眼睛，感受你的意象沙滩，舒缓你焦躁的情绪。

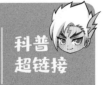

科普
超链接

58. 如何调动嗅觉来释放压力？

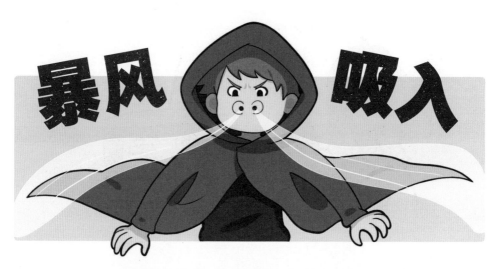

嗅觉是开启记忆强有力的开关。
愉悦的气味对缓解压力非常重要。

怎么着？我也
能开花的。

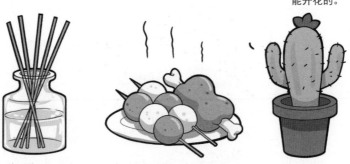

点上香烛或香薰；
撒点香料或香水；烹制有诱人气味的食物。
阳台上的花草，仔细闻闻也是有香气的。

科普超链接 日常多吃一些振奋精神、消除疲劳的食物，可以消除不良情绪，缓解压力。建议把一些缓慢释放能量的碳水化合物，如苹果、粗粮、蚕豆、坚果和植物种子加入你每天的饮食清单中。特别是坚果和植物种子不仅含有碳水化合物，还含有蛋白质，是很好的抗压食物。

59. 如何缓解失眠？

因疫情而紧张失眠，
可以做睡前放松训练。

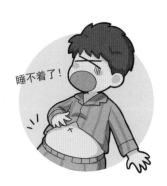

睡不着了！

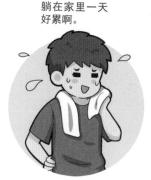

躺在家里一天
好累啊。

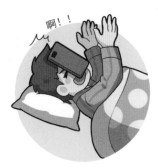

啊！！

晚饭不要吃太饱，
感到疲倦才上床，不要在床上玩手机。

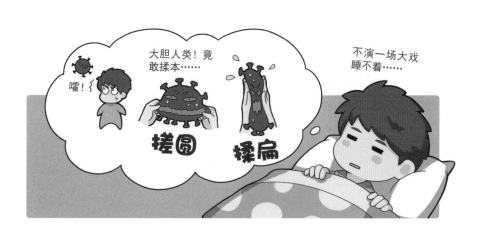

嚯！

大胆人类！竟
敢揉本……

搓圆

揉扁

不演一场大戏
睡不着……

科普
超链接

人体的生物钟应当顺应大自然的规律。健康的睡眠，有赖于正常的作息规律，如果不及时对睡眠时间加以调整，会导致恢复正常作息时间后精神不振，情绪低落，夜间睡不着，白天睡不醒，影响正常的工作和生活，无节制的懒睡还会导致脑供血不足。

60. 持续地恐慌和紧张怎么办？

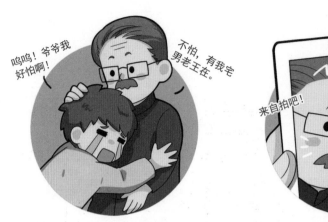
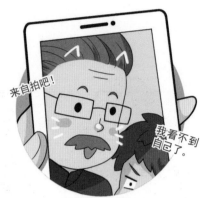

跟家人倾诉或者打电话给好朋友。
做一些有趣的事情分散注意力。

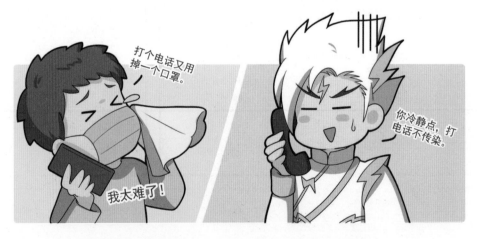

打心理热线电话给专业的老师寻求帮助。

科普超链接 为帮助大家预防与减轻疫情所导致的心理困顿，中国政府网联合健康中国推出了全国心理援助热线查询服务（扫描右方二维码）。

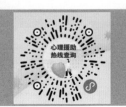

地铁奇遇

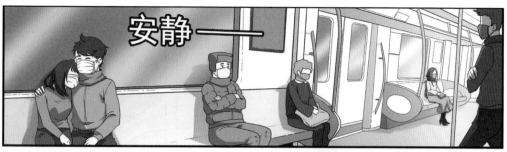

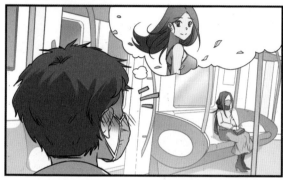

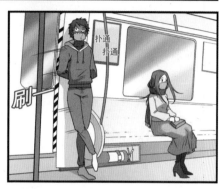

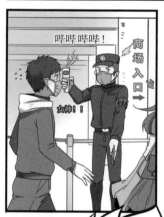

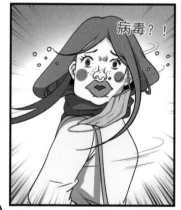

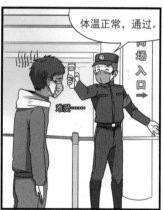

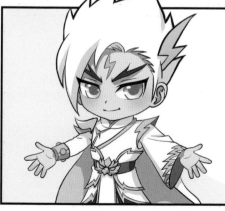

为了更有效地防控新型冠状病毒感染，大家在地铁、公交等公共场所要配合体温检测哦。另外，在人流密集的场所，一定不要随便摘掉口罩，做好安全防控。

买错药

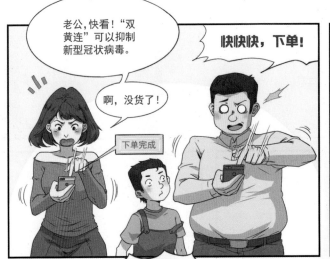

老公，快看！"双黄连"可以抑制新型冠状病毒。

啊，没货了！

下单完成

快快快，下单！

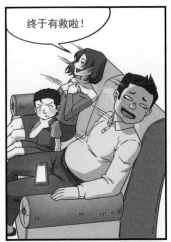

终于有救啦！

第二天

请过两分钟后开门取快递！

砰砰！

到啦！

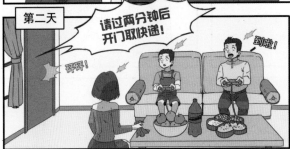

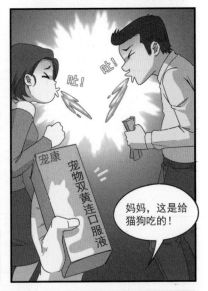

吐！

吐！

宠康 宠物双黄连口服液

妈妈，这是给猫狗吃的！

咕噜

咕噜

？？？

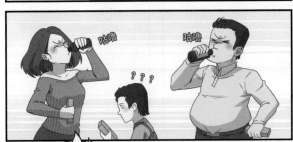

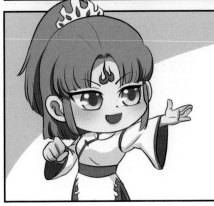

目前尚没有针对新型冠状病毒的特效药，只是根据病情的不同情况，实施不同的治疗方案。所以，在没有生病的情况下不要乱吃药。如果身体不舒服，应该及时就医，在疫情发生的紧急时期，不要跟风抢购没有证实疗效的药物哦。

防护 路线篇

FANGHU
LUXIAN PIAN

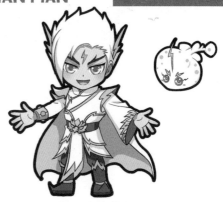

1."宅"线

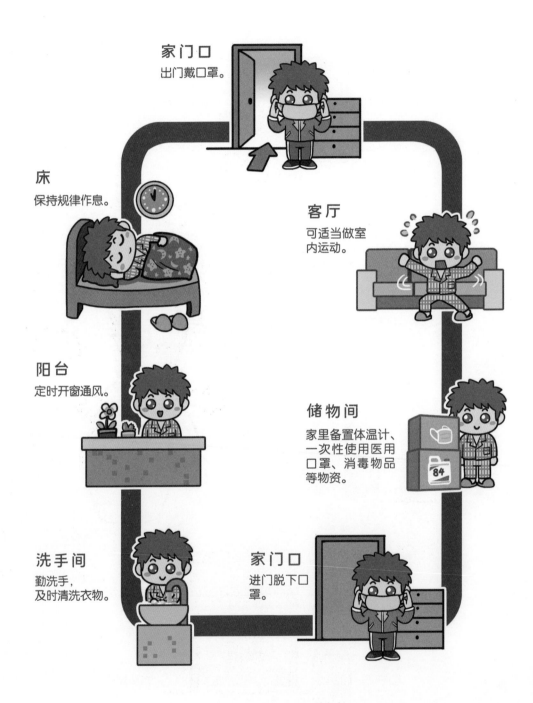

家门口
出门戴口罩。

床
保持规律作息。

客厅
可适当做室
内运动。

阳台
定时开窗通风。

储物间
家里备置体温计、
一次性使用医用
口罩、消毒物品
等物资。

洗手间
勤洗手，
及时清洗衣物。

家门口
进门脱下口
罩。

2. 居家观察线

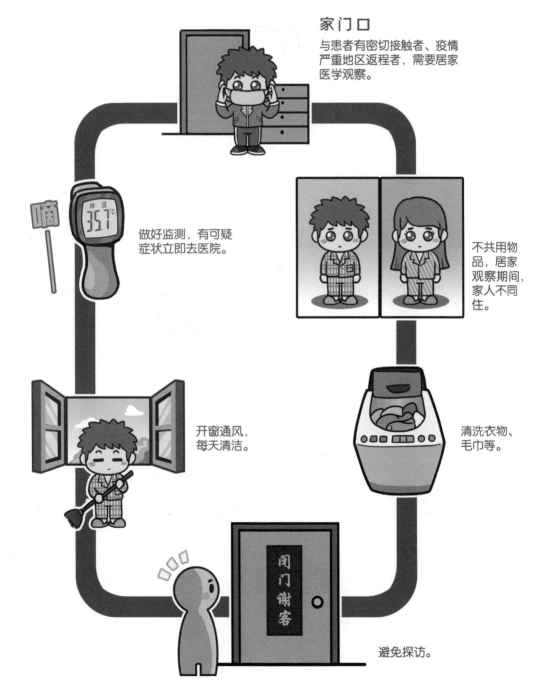

家门口

与患者有密切接触者、疫情严重地区返程者，需要居家医学观察。

做好监测，有可疑症状立即去医院。

不共用物品，居家观察期间，家人不同住。

开窗通风，每天清洁。

清洗衣物、毛巾等。

避免探访。

3. 户外线

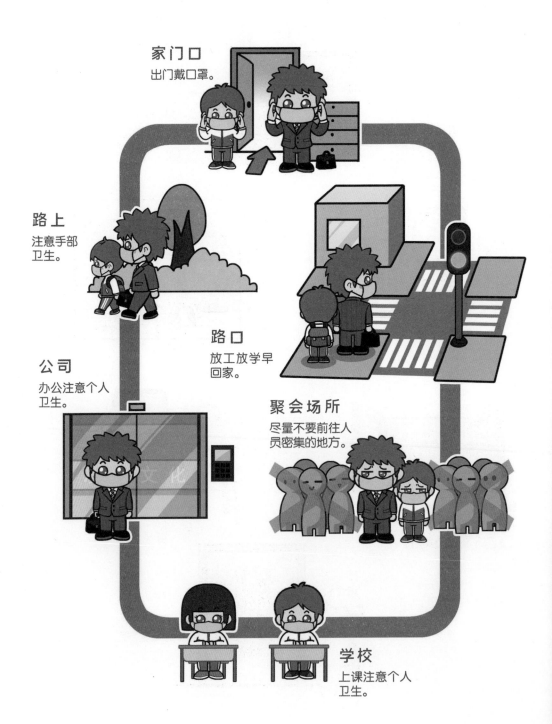

家门口
出门戴口罩。

路上
注意手部卫生。

路口
放工放学早回家。

公司
办公注意个人卫生。

聚会场所
尽量不要前往人员密集的地方。

学校
上课注意个人卫生。

4. 上学线

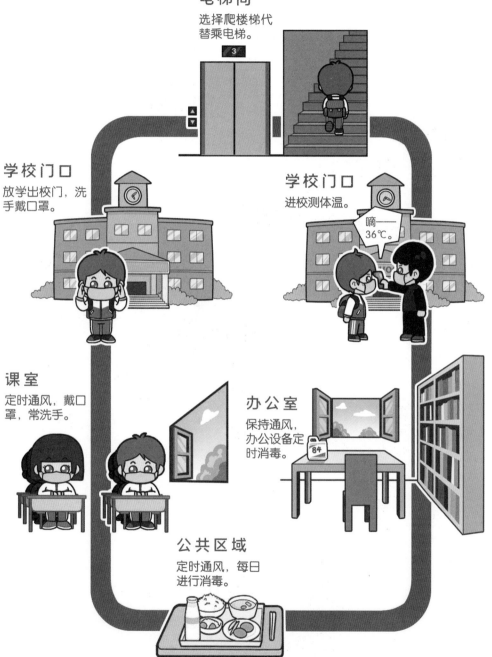

电梯间
选择爬楼梯代替乘电梯。

学校门口
放学出校门，洗手戴口罩。

学校门口
进校测体温。

嘀——
36℃。

课室
定时通风，戴口罩，常洗手。

办公室
保持通风，办公设备定时消毒。

公共区域
定时通风，每日进行消毒。

5. 外出返程线

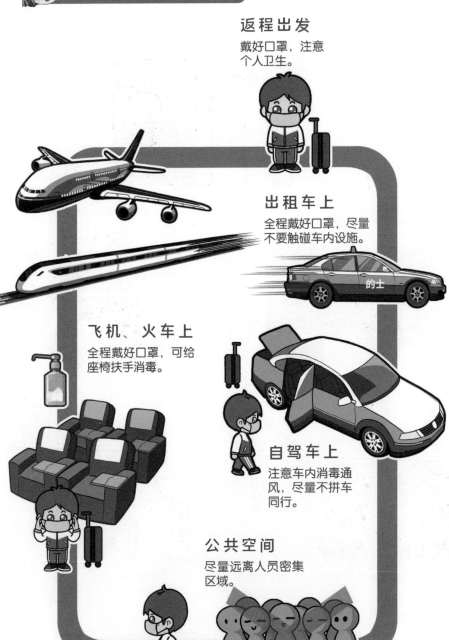

返程出发
戴好口罩，注意个人卫生。

出租车上
全程戴好口罩，尽量不要触碰车内设施。

的士

飞机、火车上
全程戴好口罩，可给座椅扶手消毒。

自驾车上
注意车内消毒通风，尽量不拼车同行。

公共空间
尽量远离人员密集区域。

6. 就医线

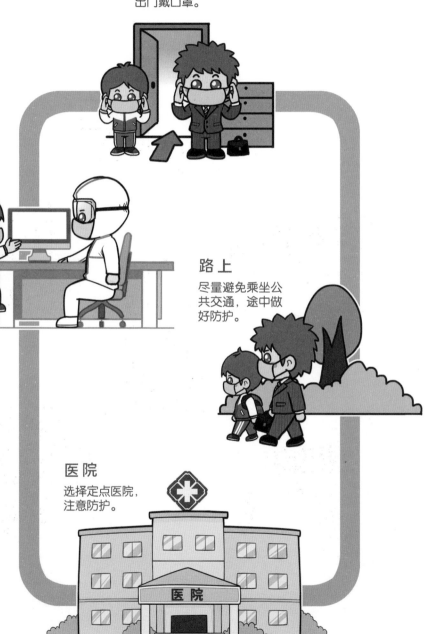

家门口
出门戴口罩。

诊室
告知医生旅行居住史或与疑似患者接触史。

路上
尽量避免乘坐公共交通，途中做好防护。

医院
选择定点医院，注意防护。

医院

7. 洗手线

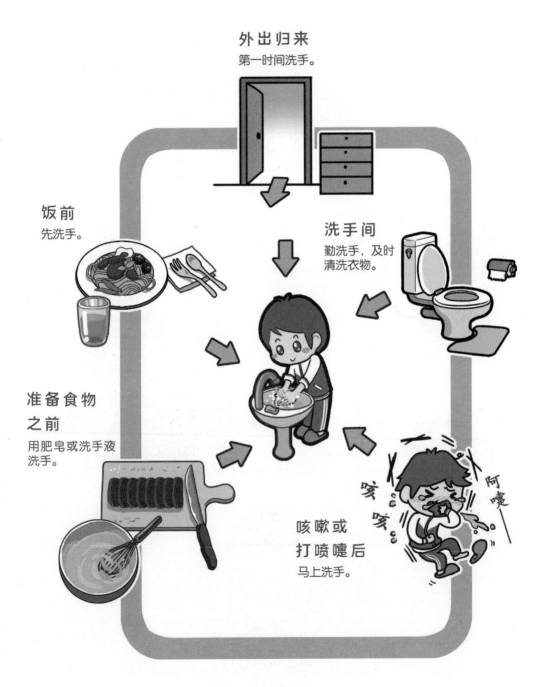

外出归来
第一时间洗手。

饭前
先洗手。

洗手间
勤洗手，及时
清洗衣物。

**准备食物
之前**
用肥皂或洗手液
洗手。

**咳嗽或
打喷嚏后**
马上洗手。

8. 口罩线

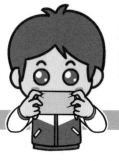

正反面

首先将口罩打开，区分它的正反面，较深的一面为正面，口罩正面朝外。

丢弃

日常防护使用过的口罩用塑料袋装好后放进"其他垃圾"桶内。

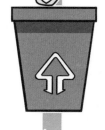

佩戴

把两根绳子挂在耳朵上，用手把口罩往下拉伸，将嘴巴和下巴全部包裹起来。

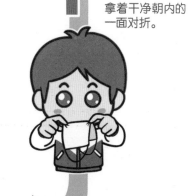

折叠

拿着干净朝内的一面对折。

细节

指尖由内向外按压自己的鼻梁，向两侧移动，让口罩上端金属条紧紧贴紧自己的鼻梁，使其全部遮盖口鼻，贴合面部。

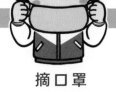

摘口罩

两手把套着耳朵的两根绳子拿下来。

消毒风波

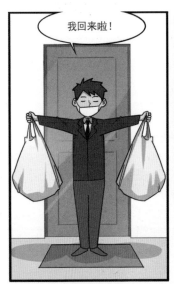

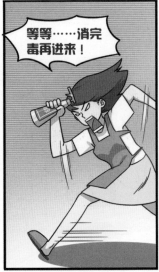

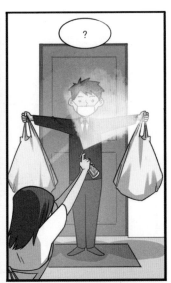

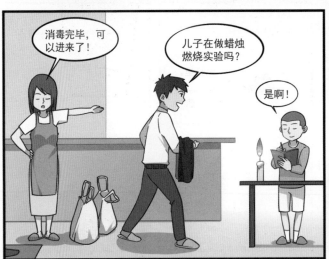

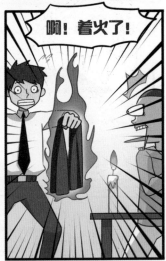

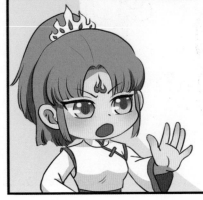

　　75% 浓度的酒精可以有效消灭新型冠状病毒，但是在使用的时候要注意安全。75% 酒精消毒液闪点大约在 22℃，火灾危险性属于 B 类。在室内喷洒酒精消毒的时候，要保证室内通风，不能在有火源的环境下使用。

红烧鱼

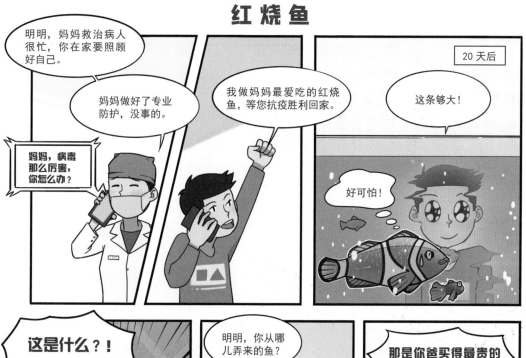

明明，妈妈救治病人很忙，你在家要照顾好自己。

妈妈做好了专业防护，没事的。

我做妈妈最爱吃的红烧鱼，等您抗疫胜利回家。

妈妈，病毒那么厉害，你怎么办？

20 天后

这条够大！

好可怕！

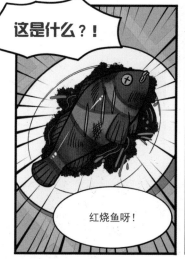

这是什么？！

红烧鱼呀！

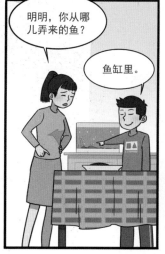

明明，你从哪儿弄来的鱼？

鱼缸里。

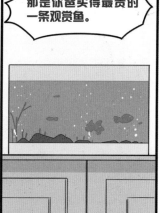

那是你爸买得最贵的一条观赏鱼。

　　面对新型冠状病毒，一线的医护人员会做比普通人更为严谨的专业防护，但还是会存在被感染的风险。面对疫情，一线的医护人员身体和心理都面临极大的挑战，我们应该向他们致敬。对了，观赏鱼不能食用，可能会引起中毒哦！

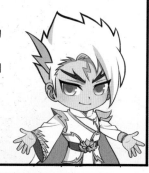

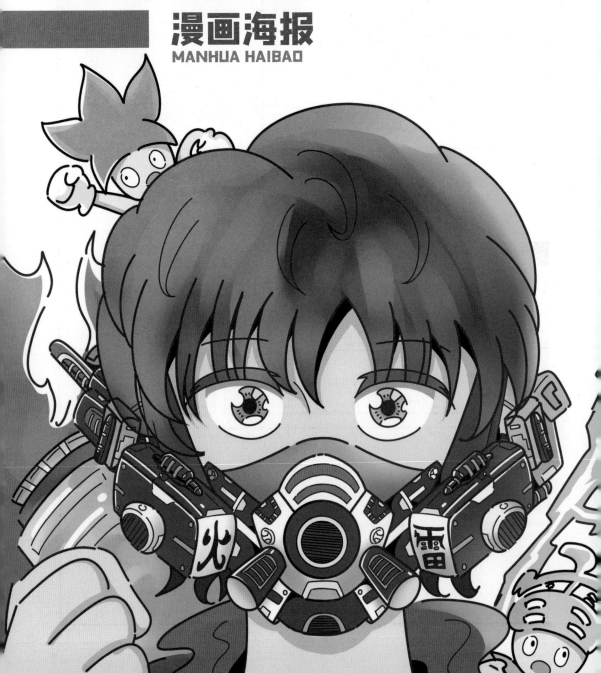

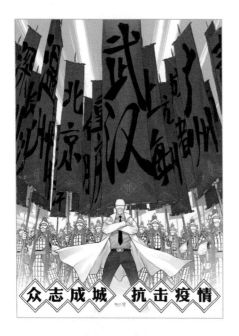

《众志成城 抗击疫情》
作者：八望

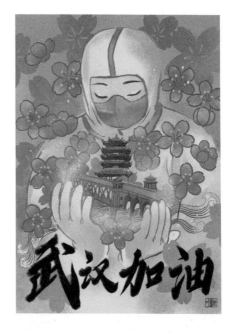

《武汉加油》
作者：叶露盈

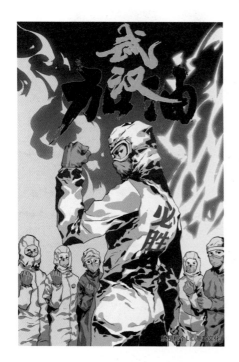

《抗疫必胜！》
作者：就是那个 L

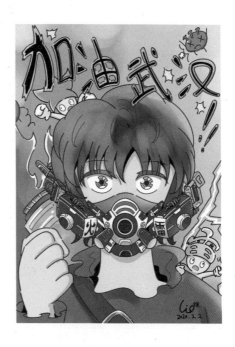

《加油武汉!!》
作者：LIO

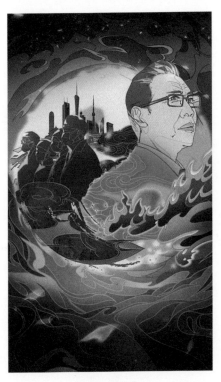

《武汉加油》
作者：葱花

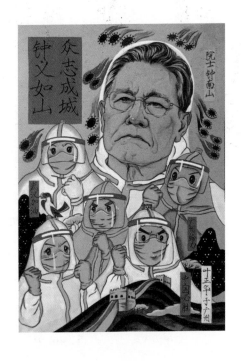

《钟南山漫像》
作者：叶正华

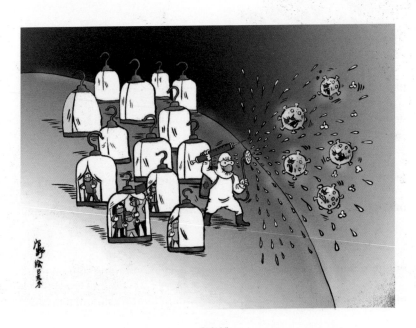

《对决》
作者：邝野

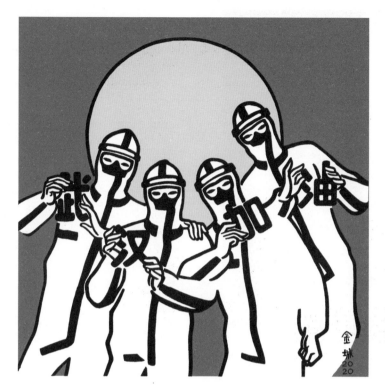

《人间之爱》

作者：金城

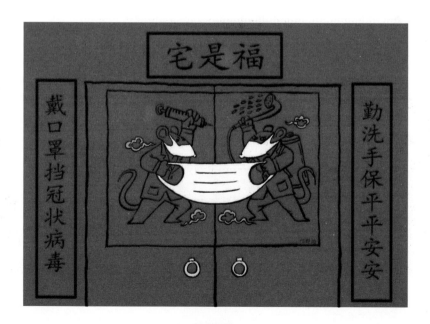

《新门神》

作者：邝野

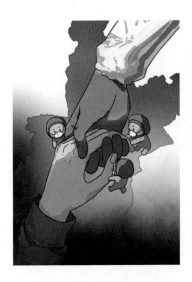

《抗疫，我们永不放弃》
作者：rany

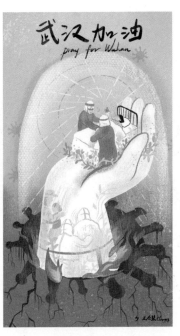

《武汉加油》
作者：王会慧

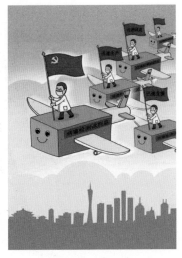

《战"疫"速度》
作者：笑脸兔

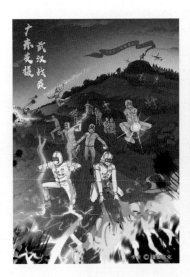

《武汉抗疫》
作者：卡卡

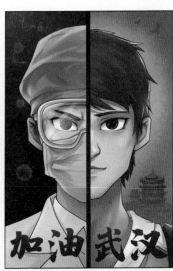

《加油武汉》
作者：卜卜豪

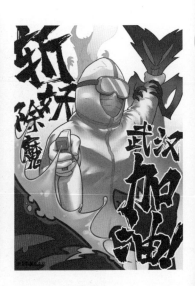

《共抗疫情》
作者：阿文